W0187443

Auerswald · Halimeh · Kurnik · Male ·
Pothmann · Schobeß, R. · Schobeß, S.
Schmerz bei Kindern und Jugendlichen
mit Blutungsneigung

Mit freundlicher Empfehlung

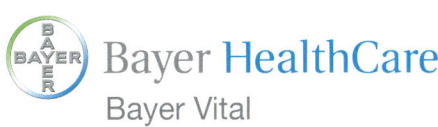

Bayer HealthCare

Bayer Vital

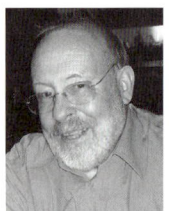

Dr. med. Günter Auerswald Facharzt für Pädiatrie mit Zusatzbezeichnung Hämostaseologie und Neuropädiatrie. Seit 1985 Oberarzt für Neuropädiatrie und Hämostaseologie an der Prof.-Hess-Kinderklinik am Klinikum Bremen-Mitte. Leiter des Hämophiliezentrums. Wissenschaftliche Publikationen auf dem Gebiet der Hämophilie und der Hämostaseologie mit Schwerpunkt VWD und Inhibitorenentwicklung. Mitglied u. a. des ärztlichen Beirats der Deutschen Hämophiliegesellschaft, der Gesellsschaft für Thrombose und Hämostaseforschung, der American Society of Hematology und der International Society of Thrombosis and Haemostasis.

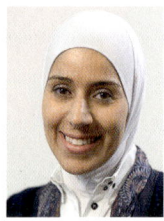

Dr. med. Susan Halimeh Praktizierende Ärztin für Kinder- und Jugendmedizin und Spezialistin in den Bereichen Transfusionsmedizin und Hämostaseologie im medizinischen Versorgungsrat in Duisburg. Gründete 2003 eine Hämophilie-Ambulanz für Kinder und Erwachsene. Seit 2007, ebenfalls in Duisburg, in einer Gemeinschaftspraxis tätig. Sie ist Expertin für das von-Willebrand-Syndrom und derzeit im Gerinnungszentrum Rhein-Ruhr tätig.

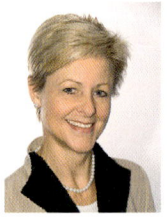

PD Dr. med. Karin Kurnik Betreut als Oberärztin am Dr. von Haunerschen Kinderspital der Universität München junge Hämophiliepatienten. Sie ist Mitglied des ärztlichen Beirats der Deutschen Hämophiliegesellschaft und des Vorstands der Gesellschaft für Thrombose- und Hämostaseforschung.

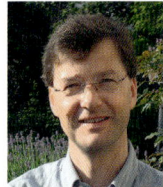

Ao. Univ. Prof. Dr. Christoph Male Als Oberarzt an der Universitätsklinik für Kinder- und Jugendheilkunde an der Medizinischen Universität Wien und Leiter der Hämophilie- und Gerinnungsambulanz der Kinderklinik begleitet er junge Patienten mit Blutungsneigung und Thrombosen. Zu diesem Thema ist er auch aktiv in Forschung und Lehre und Träger mehrerer Wissenschaftspreise. Prof. Male ist Co-Chair des Scientific Subcommittee on Perinatal/Pediatric Hemostasis der International Society of Thrombosis and Haemostasis, Mitglied des Wissenschaftlichen Beirats der Österreichischen Hämophiliegesellschaft und österreichischer Delegierter im Pädiatrischen Komitee der European Medicines Agency (EMA).

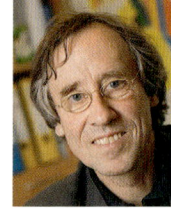

Dr. med. Raymund Pothmann Als Arzt für Kinder- und Jugendmedizin sowie Kinderneurologie spezialisierte er sich auf die Bereiche Schmerztherapie und Akupunktur bei Kindern und veröffentlichte zahlreiche Arbeiten u. a. zu den Themen Chronische Schmerzen und Kopfschmerzen bei Kindern, Kinder- und Laserakupunktur und TENS. Zudem war er mitverantwortlich für die Herausgabe der ersten Leitlinien zur Kopfschmerztherapie bei Kindern. Weiterhin ist er Initiator und Gründer des Zentrums für Integrative Kinderschmerztherapie – delfin-kids – zur Versorgung von chronisch schmerzkranken Kindern in Hamburg.

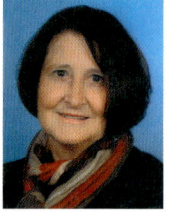

Dr. med. Rosemarie Schobeß Fachärztin für Kinder- und Jugendmedizin, Spezialgebiet Hämostaseologie. Zentrum für Blutgerinnungsstörungen Leipzig, MVZ Reising-Ackermann und Kollegen, behandelt Kinder und Jugendliche mit akuten und chronischen Schmerzen als Folgeerscheinung insbesondere bei angeborenen und erworbenen Störungen der Blutgerinnung.

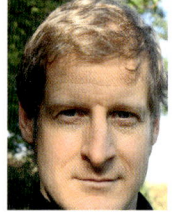

Dipl.-Psych. Sebastian Schobeß Diplom-Psychologe und approbierter Psychologischer Psychotherapeut mit den Schwerpunkten Verhaltenstherapie, Hypnotherapie und psychosomatische Störungen. Darüber hinaus werden psychische Probleme sowie Lebenskrisen behandelt. Mitglied in der Deutschen Psychotherapeuten Vereinigung, der Milton Erickson Gesellschaft für Klinische Hypnose e. V. und der Ostdeutschen Psychotherapeutenkammer. Als vor Ort praktizierender Psychologe betreut er Menschen mit chronischen Schmerzen.

G. Auerswald · S. Halimeh · K. Kurnik · C. Male ·
R. Pothmann · R. Schobeß · S. Schobeß

Schmerz bei Kindern und Jugendlichen mit Blutungsneigung

Ein Ratgeber für Eltern, Angehörige und Begleiter

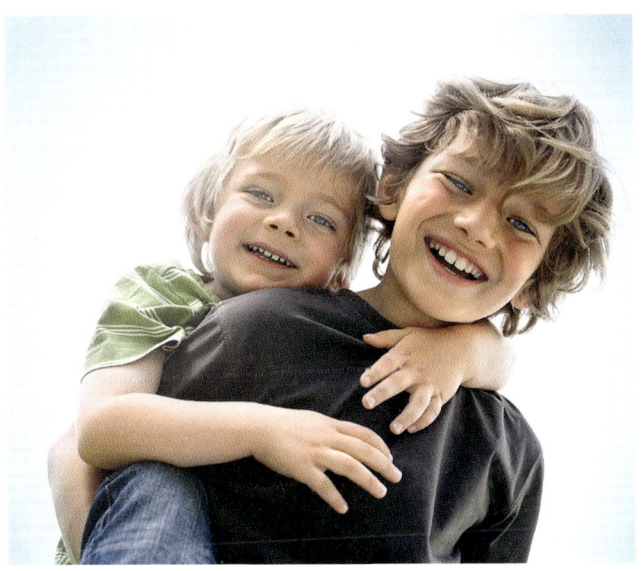

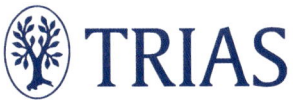

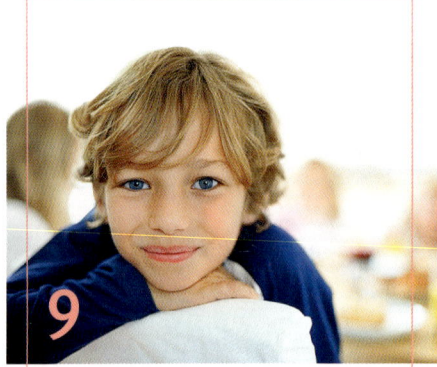

Blutgerinnungsstörungen bei Kindern

Erste Hinweise auf Blutgerinnungsstörungen bei Kindern können blaue Flecken und häufiges Nasenbluten sein.

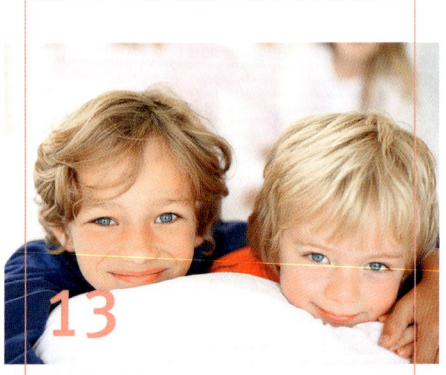

Schmerz bei Kindern

Kinder und Jugendliche empfinden Schmerz anders als Erwachsene. Hier erfahren sie mehr!

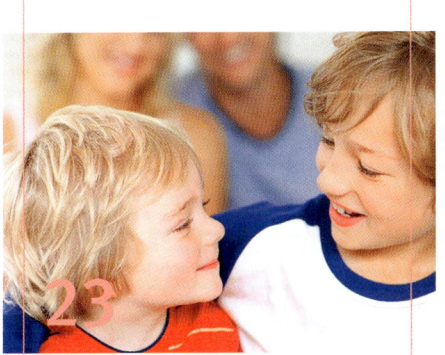

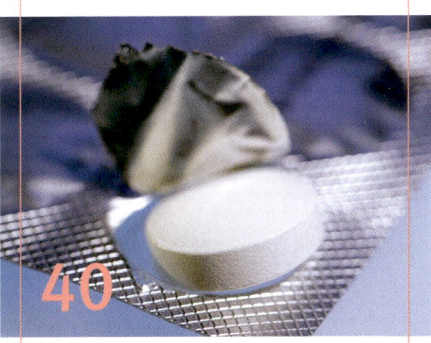

Blutgerinnungsstörungen und Schmerz

Kinder mit einer Blutgerinnungsstörung leiden häufiger unter akuten und chronischen Schmerzen. Helfen Sie ihnen, damit umzugehen.

Vorsicht mit Schmerzmitteln

Schmerzmittel für Kinder mit Blutgerinnungsstörungen müssen besonders sorgfältig gewählt werden.

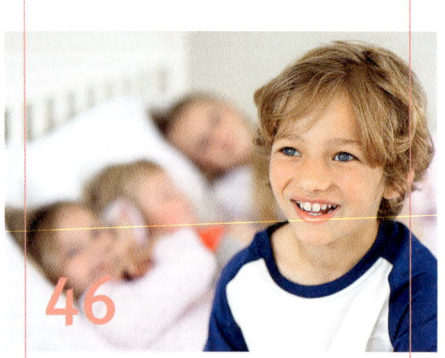

46
Behandlung häufiger Kinderkrankheiten

So helfen Sie Kindern mit einer Blutgerinnungsstörung bei Magen-Darm-Infekten, Fieber, Zahn- und Kopfschmerzen.

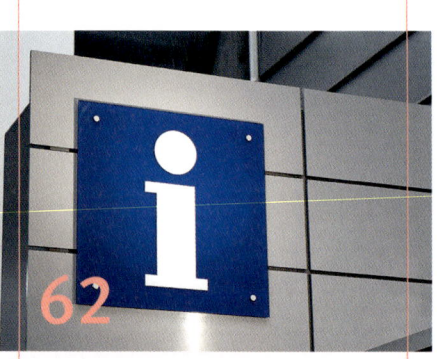

62
Serviceteil

Nützliches, Informatives und Hilfreiches zum Thema Schmerz bei Kindern.

Vorwort

Liebe Leserinnen und Leser, liebe Eltern und Betroffene,

nach unserem letzten Ratgeber zum Thema Schmerz und Blutungsneigung bei Erwachsenen haben wir viele Anfragen bekommen, einen Ratgeber für Eltern, Erzieher, Lehrer und Begleitpersonen zu veröffentlichen. Dies hat uns dazu veranlasst, den ersten Ratgeber für Erwachsene, die Umgang mit Kindern, die an einer Blutungsneigung leiden, zu verfassen.

Meistens fällt es uns Erwachsenen nicht leicht, wenn Kinder »Aua« sagen, die Ursache und den Ort des Schmerzes herauszufinden. Oftmals bringt uns gezieltes Nachfragen wie »Tut es hier weh?« und das gleichzeitige Berühren der Körperstelle nicht weiter. Die meisten Kinder antworten immer mit »Ja«, um darauf hinzuweisen, dass sie Schmerzen haben.

Kinder und Jugendliche empfinden anders als Erwachsene. Aus diesem Grund widmet sich dieses Buch der unterschiedlichen Schmerzwahrnehmung der jungen Patienten und deren Umgang mit diesen Empfindungen. Dabei gibt Ihnen dieses Buch nicht nur Erklärungen, warum es durch Blutungen zu Schmerzen kommt, sondern offenbart Ihnen Möglichkeiten, wie Sie es Ihrem Schützling beispielsweise bei einer Injektion so bequem wie möglich machen können. Darüber hinaus lernen Sie mehr über die Unterschiede von akutem und chronischem Schmerz und den Umgang mit diesen beiden Arten von Blutungsschmerzen.

Wie andere Kinder bleiben auch Kinder mit einer Blutungsneigung nicht von den üblichen Erkältungen und Magen-Darm-Infekten sowie Unfällen und Verletzungen verschont. Doch worauf müssen Sie in solchen Fällen achten?

In der heutigen Zeit ist das Leben mit einem Kind, das an einer Blutgerinnungsstörung wie Hämophilie, von-Willebrand-Syndrom oder Thrombozytopenien leidet, mit deutlich weniger Einschränkungen verbunden als in der Vergangenheit. Selbst bei der schweren Hämophilie gibt es nur noch selten Blutungen, da die Kinder und Jugendlichen eine vorbeugende Therapie (Prophylaxe) mit dem fehlenden Gerinnungsfaktor erhalten.

Obwohl das Medikament intravenös gespritzt werden muss und es sich viele Eltern anfangs kaum vorstellen können, erlernen fast alle Mütter und Väter innerhalb kürzester Zeit das Spritzen und können somit die Therapie selbst schon bei sehr kleinen Kindern zu Hause selbst durchführen. Dies ermöglicht es den Familien, trotz der schweren Erkrankung des Kindes, ein nahezu normales Leben zu führen.

In jedem Fall ist es elementar, dass Ihre Kinder und Schützlinge ein Leben lang gut betreut werden. Hilfe und Ratschläge in allen Situationen und zu der veränderten Wahrnehmung von Blutgerinnungsstörungen im Kinder- und Jugendalter bekommen Sie in Ihrem Hämophiliezentrum. Gewährleisten Sie eine optimale und erfolgreiche Versorgung durch eine regelmäßige Zusammenarbeit mit Ihren Ärzten.

Mit unserem Ratgeber geben wir Ihnen Tipps und Hinweise, damit Sie ein Gefühl für das Schmerzempfinden von Kindern und Jugendlichen bekommen. Mithilfe dieses Ratgebers wollen wir Sie in Ihrem Alltag beim Umgang mit akuten und chronischen Schmerzen im Rahmen von Blutgerinnungsstörungen unterstützen.

Ihre Autoren

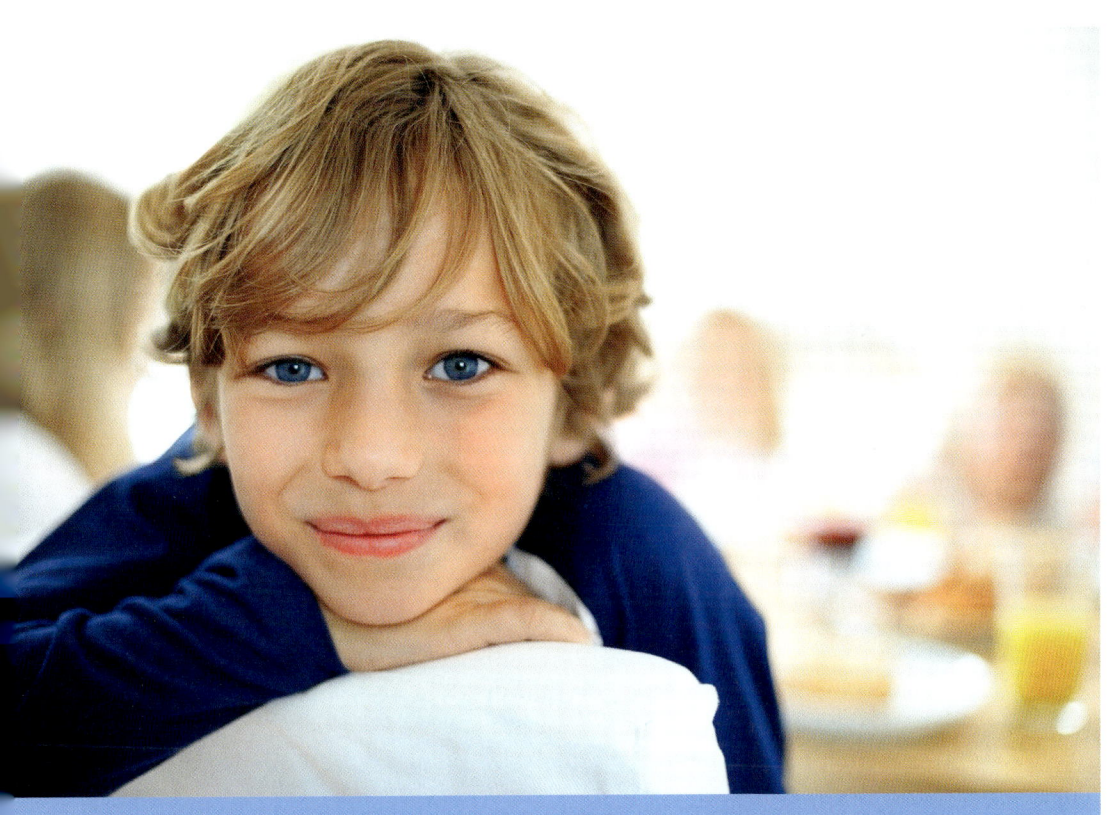

Blutgerinnungsstörungen bei Kindern

Hinweise können blaue Flecken und Nasenbluten sein. Dabei haben Kinder, die an Hämophilie, am von-Willebrand-Syndrom oder an Thrombozytopenien leiden, mit zwei Problemen zu kämpfen: Blutungen und Schmerzen.

Hämophilie und von-Willebrand-Syndrom: große und kleine Unterschiede

Hämophilie und von-Willebrand-Syndrom sind angeborene Blutgerinnungsstörungen. Ihnen gemeinsam ist eine erhöhte Blutungsneigung. Doch es gibt auch viele Unterschiede.

Bei der Hämophilie werden Gerinnungsfaktoren, die für einen geregelten Ablauf der Blutgerinnung notwendig sind, vom Körper nur unzureichend oder gar nicht produziert. Meist fehlt der Faktor VIII (Hämophilie A), seltener der Faktor IX (Hämophilie B).

Beim von-Willebrand-Syndrom versagt dagegen das Gerinnungssystem, weil ihm keine ausreichende Menge an dem funktionsfähigem von-Willebrand-Faktor zur Verfügung steht. Entweder wird zu wenig produziert oder der zur Verfügung stehende von-Willebrand-Faktor ist nicht oder nur bedingt funktionsfähig. Entsprechend wird das von-Willebrand-Syndrom in drei Typen eingeteilt:

- Typ 1 produziert zu wenig von-Willebrand-Faktor,
- Typ 2 produziert von-Willebrand-Faktor mit eingeschränkter Funktion,
- Typ 3 produziert nahezu keinen von-Willebrand-Faktor.

Die Blutungssymptomatik ist innerhalb der einzelnen Typen sehr variabel. Bei jedem Typ kann es zu leichten oder auch schwereren Blutungen kommen. Kaum Spielräume gibt es allerdings bei Typ 3: Dieser seltene Typ zeigt immer einen schweren Verlauf.

Am von-Willebrand-Syndrom erkranken auch Mädchen

Die Hämophilie ist wegen des Erbganges nahezu eine reine »Männerkrankheit«. Und sie ist selten. In Deutschland muss etwa einer von 5 000 Männern mit dieser Diagnose leben.

Anders beim von-Willebrand-Syndrom: Es tritt bei etwa einem Prozent der Bevölkerung auf, und zwar gleichermaßen bei Männern und Frauen. Während die Hämophilie aber meist einen schweren, behandlungsbedürftigen Verlauf zeigt, bleibt das von-Willebrand-Syndrom oft im Verborgenen. Die meisten der 800 000 Menschen, die in Deutschland betroffen sind, wissen von ihrer Erkrankung nichts, da sie keine oder keine auffälligen Symptome haben. Oder sie werden erst im Laufe ihres Lebens damit konfrontiert, wenn ihr Blutgerinnungssystem außergewöhnlichen Belastungen ausgesetzt ist, etwa bei einer schweren Operation oder einer Entbin-dung. Ein schwerer Verlauf, der eine regelmäßige Behandlung erfordert, tritt nur bei drei von einer Million Menschen auf.

Blutung und Schmerz bei Kindern

Kinder mit einer angeborenen Blutgerinnungsstörung haben gleich mit zwei Problemen zu kämpfen: Blutungen und Schmerzen. Blutungen sind das Kennzeichen und gleichzeitig das Hauptsymptom der Krankheit. Sie treten häufiger auf und halten länger an als bei Menschen ohne Blutgerinnungsstörung. Und sie können lebensbedrohlich werden, etwa bei einer Hirnblutung. Erste Hinweise auf eine

HINWEIS

Wenn Blutplättchen fehlen

Blutgerinnungsstörungen treten nicht nur auf, wenn Gerinnungsfaktoren fehlen. Auch wenn die Blutplättchen nicht voll funktionsfähig sind, kann es vermehrt zu Blutungen kommen. Die Thrombozyten sind an allen Phasen der Blutgerinnung beteiligt. Entsprechend hoch ist die »Störanfälligkeit«. Können sich die Blutplättchen im Wundbereich nicht richtig festsetzen oder nur unzureichend verklumpen, wird die Wunde nicht komplett verschlossen. Werden sie bei einem Blutungsgeschehen nicht ausreichend aktiviert, stehen zu wenig funktionsfähige Thrombozyten zur Verfügung.
Zu den seltenen angeborenen Thrombozytenfunktionsstörungen gehört die Thrombasthenie Glanzmann (Morbus Glanzmann-Nägeli), die mit einer Störung der Thrombozytenaggregation einhergeht, sprich: Die Blutplättchen können nicht richtig verklumpen. Die Blutungsneigung kann dadurch stark erhöht sein. Typisch für den Morbus Glanzmann sind spontane Schleimhautblutungen, Nasenbluten, blaue Flecken sowie schwere Blutungen während der Menstruation und der Geburt. Behandelt wird mit Thrombozytenkonzentraten, mit denen die fehlenden Thrombozyten ersetzt werden.
Recht häufig im Kindesalter ist die Immunthrombozytopenie (ITP). Sie ist nicht angeboren, sondern entwickelt sich vor allem nach einer Infektion. Das Immunsystem des Körpers richtet sich dabei gegen die Blutplättchen und zerstört sie. Bei bis zu 90 % der Kinder heilt die ITP folgenlos ab. Typische Symptome sind Blutungen der Schleimhaut, Blutungen unter der Haut und eine erhöhte Neigung zu blauen Flecken. Behandelt werden Kinder mit ITP mit Immunglobulinen.

angeborene Blutgerinnungsstörung sind auffällig viele blaue Flecken, die schon bei kleinen Stößen oder völlig ohne äußere Einwirkung auftreten. Auch Impfhämatome, Einblutungen unter der Haut und häufiges Nasenbluten können Zeichen für eine Blutgerinnungsstörung sein.

Während bei der Hämophilie schon früh Gelenk- und Muskelblutungen im Vordergrund stehen, kommt es beim von-Willebrand-Syndrom vor allem zu Schleimhautblutungen und verstärkten Blutungen aus Wunden. Kinder mit einem von-Willebrand-Syndrom bluten, ähnlich wie Kinder mit einem Morbus Glanzmann (siehe auch Seite 11), auch beim Zahnwechsel. Gelenk- und Muskelblutungen sind dagegen selten und auf schwere Verläufe beschränkt.

Um Blutungen zu verhindern und Folgeschäden gar nicht erst entstehen zu lassen, wird bei Jungen mit Hämophilie der fehlende Gerinnungsfaktor mit einem Faktorpräparat ersetzt, bei Kindern mit einem behandlungsbedürftigen von-Willebrand-Syndrom wird von-Willebrand-Faktor (plus Gerinnungsfaktor VIII) substituiert. Je nach Art und Schweregrad der Erkrankung wird eine Dauer- oder eine Bedarfstherapie durchgeführt.

Problem Schmerz

Die Blutgerinnungsstörung und deren Therapie bereitet Kindern aber auch Schmerzen, und das in mehrfacher Hinsicht. So muss das Faktorpräparat regelmäßig in die Vene injiziert werden, was jedes Mal einen schmerzhaften »Pieks« verursacht. Auch Blutabnahmen sind häufiger notwendig als bei gesunden Kindern. Schmerzhaft ist auch die Blutung selbst. Das gilt für Blutungen in das Gelenk, besonders aber auch für Blutungen in den Muskel. Bei häufigen Blutungen in das gleiche Gelenk kann es bereits bei Kindern zu einer dauerhaften Schädigung des Gelenks (Gelenkarthrose) kommen, die zu chronischen Schmerzen führt. Der Behandlung von Schmerzen kommt deshalb bei Kindern mit Blutgerinnungsstörungen eine besondere Bedeutung zu.

Und noch aus einem anderen Grund ist Schmerz ein wichtiges Thema. Kinder mit Blutgerinnungsstörungen leiden, wie andere Kinder auch, ab und an unter Infektionen, Kopfschmerzen, Halsweh und Ohrenschmerzen, oder sie fallen vom Baum und brechen sich ein Bein. Bei der Behandlung muss dann besondere Vorsicht an den Tag gelegt werden. Ist ein Schmerzmittel notwendig, muss die Wahl sehr sorgfältig getroffen werden. Denn viele Schmerzmittel beeinflussen auch die Blutgerinnung und können das Risiko für Blutungskomplikationen erhöhen. Bei jeder Schmerztherapie muss deshalb die Blutgerinnungsstörung des Kindes ins Kalkül gezogen werden. Klingt kompliziert? Ist es aber nicht!

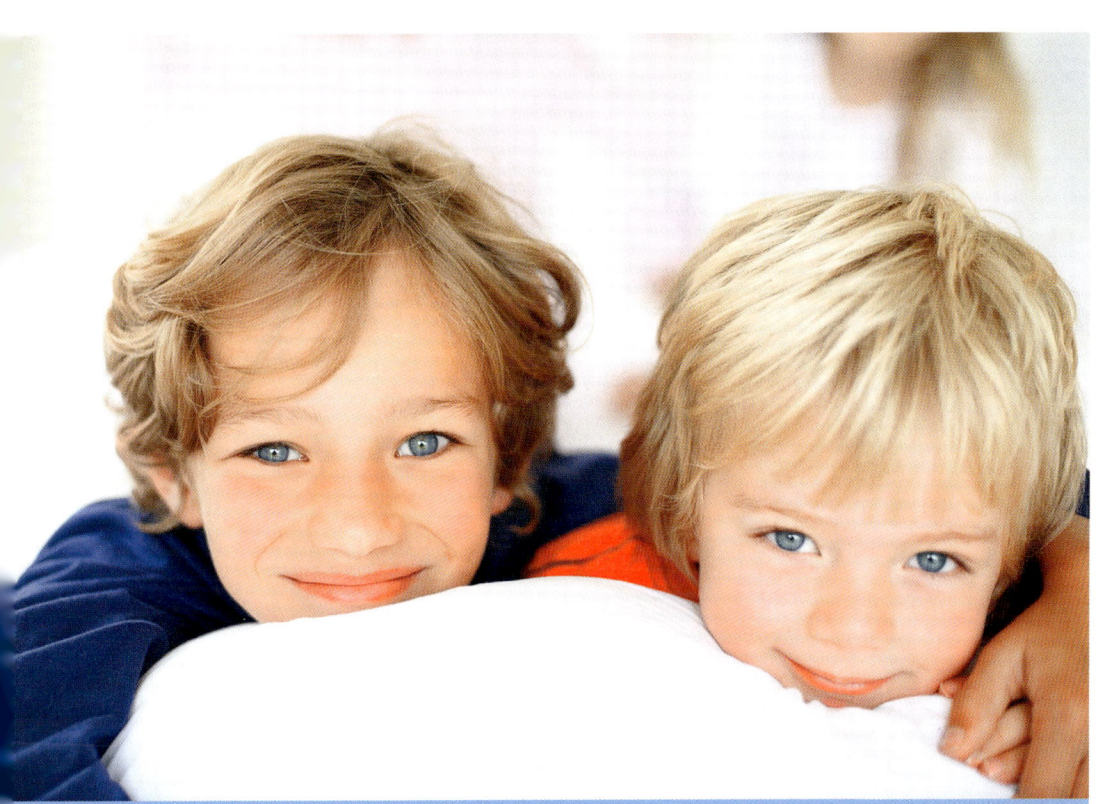

Schmerz bei Kindern

Kinder und Jugendliche empfinden Schmerz anders als Erwachsene. Meist fällt es Eltern und Beleitpersonen nicht leicht, wenn Kinder »Aua« sagen, die Ursache und den Ort des Schmerzes zu erkennen.

Auch Kinder empfinden Schmerz

Noch in den achtziger Jahren herrschte die Meinung vor, dass Kinder weniger Schmerz empfänden als Erwachsene. Je jünger das Kind, umso geringer das Schmerzempfinden, lautete die Devise. Die Mediziner gingen davon aus, dass das Nervensystem kleiner Kinder noch nicht genügend ausgereift sei, um auf Schmerzreize zu reagieren. Diese Ansicht musste inzwischen allerdings gründlich revidiert werden. Es stimmt zwar, dass die Entwicklung des menschlichen Nervensystems nicht mit der Geburt, sondern erst Ende des 2. Lebensjahrzehnts weitgehend abgeschlossen ist. Das hat allerdings keinen Einfluss auf die Möglichkeit, Schmerz zu empfinden. Inzwischen ist klar: Schon ungeborene Kinder ab der 22. Schwangerschaftswoche können Schmerz wahrnehmen.

Strategien gegen den Schmerz sind wichtig

In der Annahme, dass Frühgeborenen, Neugeborenen und Säuglingen in den ersten Lebenswochen und -monaten noch nichts weh tut, wurden früher häufig schmerzhafte Eingriffe bei Kindern ohne ausreichende Schmerztherapie durchgeführt. Auch heute noch kann es passieren, dass der Behandlung oder Vorbeugung von Schmerz bei Kindern zu wenig Aufmerksamkeit geschenkt wird. Eine unzureichende Schmerztherapie hat allerdings weitreichende Folgen. Schmerzen tun nämlich nicht nur dem Körper »weh«, sondern auch der Seele und können beim Kind vielfältige Ängste auslösen. Gerade wenn Schmerz immer wieder erlebt wird, etwa durch die regelmäßige Injektion eines Faktorpräparats oder häufigere Gelenk- oder Muskelblutungen, kann sich durch die Angst davor der Schmerz verstärken. Strategien gegen den Schmerz zu entwickeln, ist deshalb wichtig, damit sich das Schmerzgeschehen gar nicht erst im kindlichen Gehirn festsetzt.

Die Beurteilung, unter welchen Schmerzen ein Kind leidet und wie stark sie sind, ist allerdings längst nicht so einfach wie bei Erwachsenen. Das hat verschiedene Gründe: Das Nervensystem ist noch nicht voll entwickelt, ebenso die Körperwahrnehmung und die sprachliche Ausdrucksfähigkeit. Wie soll etwa ein Säugling seinen Schmerz angemessen ausdrücken und lokalisieren? Auch für Kinder bis ins Schulalter ist es ein Problem, ihre tatsächlichen Schmerzen zu erfassen.

Äußerung von Schmerz: eine Frage des Alters

Wie ein Kind Schmerz wahrnimmt und äußert, hängt eng mit seinem Alter zusammen und ändert sich im Laufe der Entwicklung. Schmerzverständnis und Schmerzwahrnehmung reifen nur allmählich. Auch die Fähigkeit, mit Schmerz umzugehen, ist eine Frage des Alters. Säuglinge weinen oder krümmen sich, Kleinkinder versuchen auch schon, sich mit Worten auszudrücken und mit »Aua Kopf« auf Kopfschmerzen oder auf Schmerzen nach einem Sturz vom Dreirad aufmerksam zu machen. Erst mit dem Schulalter beginnt sich die Schmerzwahrnehmung des Kindes an die von Erwachsenen anzupassen. Ein Prozess, der dann etwa mit dem 12. Lebensjahr »ausgereift« ist. Um Schmerzen bei einem Kind zu erkennen, muss deshalb je nach Alter auf verschiedene Schmerzsignale geachtet werden.

Säuglinge: Schreien und ungezielte Bewegungen

Langanhaltendes Schreien, verzerrte Mimik und ungezielte Bewegungen mit Ärmchen und Beinchen können bei einem Säugling auf Schmerz hinweisen. Im Verlauf der Monate wird das Schreien kürzer, die Abwehrbewegungen gezielter. Auch Nahrungsverweigerung kann ein Hinweis auf Schmerz sein. Schmerzsignale liefert der Körper auch selbst. Schnelles Atmen, Schwitzen und ein hoher Puls können Warnzeichen sein. Eltern entwickeln in der Regel sehr rasch eine gewisse Sensibi-

HINWEIS

Weißer Kittel als Schmerzreiz

Schon sehr früh, nämlich zwischen dem 4. und 8. Lebensmonat, können Säuglinge Schmerzreize aufnehmen und sie zu einem späteren Zeitpunkt mit der Umgebung in Zusammenhang bringen. Wird ein Kind beispielsweise geimpft, kann es sich diesen Schmerz »merken« und mit der Arztpraxis oder dem weißen Kittel des Kinderarztes in Verbindung bringen. Beim nächsten Besuch der Kinderarztpraxis fängt das Baby deshalb möglicherweise schon an zu schreien, wenn es den »weißen Kittel« nur sieht, auch wenn es gar nicht »gepiekst« wird.

lität für die Schmerzäußerung ihres Babys. Sie lernen häufig an der Art des Schreiens zu unterscheiden, ob das Kind Hunger hat, die Windel gewechselt werden sollte, ihm nur langweilig ist oder ob ihm etwas

weh tut. Für den behandelnden (Kinder-) Arzt sind solche Informationen seitens der Eltern bei der Beurteilung des Kindes ein wichtiger Hinweis.

Kleinkinder: Weh tut immer der Bauch

Kinder zwischen dem 2. und 6. Lebensjahr sind bereits in der Lage zu sagen, dass ihnen etwas weh tut. Das Problem: Sie können kaum lokalisieren, woher der Schmerz

▼ Kindern tut immer der Bauch weh. Auch wenn dieser oft nicht die eigentliche Quelle des Schmerzes ist.

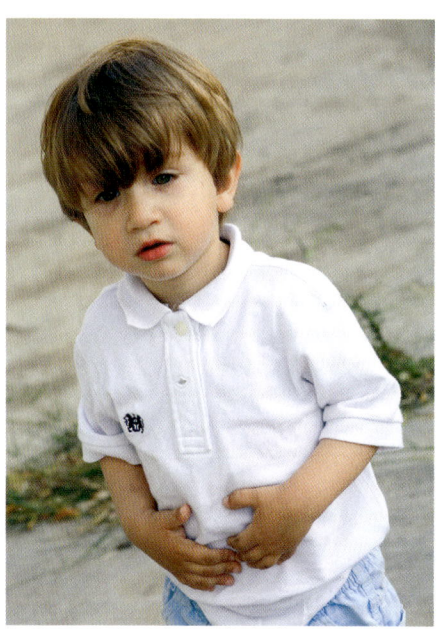

kommt. Häufig findet eine Projektion in den Bauch statt. Sprich: Egal wo es dem Kind weh tut, es zeigt auf seinen Bauch, und zwar bevorzugt auf den Bereich um den Bauchnabel als den zentralen Ort für das Schmerzempfinden. Wenn Kleinkinder über »Bauchweh« klagen, können sie deshalb ebenso gut Hals- oder Kopfschmerzen haben, oder sich den kleinen Zeh angestoßen haben. Dem Bauch geht es dagegen meistens gut. Bei »Bauchschmerz« muss deshalb immer sehr genau nachgeforscht werden, wo der Schmerz tatsächlich sitzt. Auf konkrete Nachfrage sind viele Kinder dann auch in der Lage, den Schmerz genauer zu lokalisieren und zu beschreiben.

Die Schmerzprojektion auf den Bauch hängt mit der gelernten Schmerzempfindlichkeit des Bauchraums infolge von durchgemachten Darminfekten und Blähungen zusammen. Kleinkinder sehen noch keinen Zusammenhang zwischen Schmerz und Krankheit. Sie haben noch magische Vorstellungen von Schmerzen in diesem Alter. Das ändert sich, wenn die Kinder in die Schule kommen.

Schulkinder: Schmerz als Folge äußerer Einwirkung

Zwischen dem 7. und 10. Lebensjahr erkennt das Kind allmählich, dass Schmerz konkrete Ursachen hat, und sieht die Zusammenhänge. Die Ohren tun weh, weil sie krank sind. Der Kopf tut weh, weil der Spielkamerad mit seinem Schäufelchen darauf geschlagen hat. Die Kinder erkennen außerdem, dass der Schmerz ganz konkret mit ihrem Körper und seinen Empfindungen zu tun hat und eben nicht »magisch« ist.

Im Laufe der Schulzeit gleicht sich die Art der Schmerzwahrnehmung ganz allmählich der von Erwachsenen an. Doch Vorsicht: Die einzelnen Phasen der Schmerzwahrnehmung können sich durchaus überlappen. Wenn 8-Jährige Schmerz zum Ausdruck bringen, kann dies also durchaus dem Verhalten eines 5-Jährigen entsprechen. Dieser Rückfall in frühere Entwicklungsstadien muss bei der Beurteilung von Schmerz immer berücksichtigt werden, gerade wenn Kinder unter Schmerzen leiden.

Chronischen Schmerz verhindern

Kinder nehmen Schmerz in verschiedenen Lebensphasen unterschiedlich und anders als Erwachsene wahr. Das bedeutet aber nicht, dass sie Schmerz weniger stark emp-

HINWEIS

Wenn Schmerz im Gedächtnis haften bleibt

Der Begriff »Schmerzgedächtnis« ist noch neu. Erst vor einigen Jahren haben Schmerzforscher festgestellt, dass es ein solches Schmerzgedächtnis gibt und dass es zu chronischem Schmerz führen kann. Der Grund: Sind Nervenzellen über längere Zeit Schmerzreizen ausgesetzt, verändern sie sich – mit gravierenden Folgen. Denn das Gehirn kann sich auch dann noch an den Schmerz erinnern, wenn die eigentliche Ursache, etwa eine Gelenkblutung, längst behoben ist. Dem Kind tut das Gelenk dann auch weh, ohne dass es eine Einblutung hat. Diese Fehlinformation der Nervenzellen an das Gehirn kann zu chronischen Schmerzen führen, die keine ernsthaften Ursachen mehr haben müssen. Und diese Gedächtnisspuren wirken bis ins Erwachsenenalter hinein. Um die Entwicklung eines Schmerzgedächtnisses zu vermeiden, sollten Schmerzen deshalb immer wirksam behandelt werden, auch bei Kindern.

finden und ihn wieder »vergessen«. Schon Kleinkinder, ja sogar Säuglinge können wie Erwachsene ein Schmerzgedächtnis (siehe auch Kasten Seite 17) entwickeln, das langfristig zu chronischem Schmerz führt.

Um dies zu verhindern, sollte bereits bei kleineren medizinischen Eingriffen, etwa bei zahnärztlichen Behandlungen oder Beschneidungen, zumindest eine örtliche Betäubung durchgeführt werden.

Schmerz altersgerecht erfassen

Wie stark Schmerzen bei einem Kind tatsächlich sind, lässt sich oft nur schwer beurteilen. Deswegen wurden zahlreiche Skalen für die Fremdeinschätzung und Selbsteinschätzung von Schmerz bei Kindern entwickeln, die altersgerecht eingesetzt werden können. Grundsätzlich ist eine Selbstbeschreibung des Schmerzes erst ab dem 3. Lebensjahr möglich. Bis dahin muss die genaue Beobachtung des Kindes, die Fremdeinschätzung, zur Schmerzerfassung ausreichen.

Fremdeinschätzung mit KUSS

Bei Säuglingen und Kleinkindern in den ersten Lebensmonaten und -jahren lässt sich Schmerz nur durch genaue Beobachtung des Kindes durch Eltern, Pflegepersonal und Ärzte beurteilen. Gesichtsausdruck, Schreiverhalten, die Bewegungen von Ärmchen und Beinchen geben wichtige Hinweise. Auch Abwehrreaktionen oder das Festhalten der schmerzenden Stelle, beispielsweise des Kniegelenks bei einer Einblutung, deuten auf Schmerz hin. Bei sehr starken Schmerzen können die Kinder auch schreien und toben und müssen festgehalten werden. Um Schmerz in dieser Altersgruppe zu beurteilen, wird häufig KUSS herangezogen, die Kindliche Unbehagen- und Schmerz-Skala. Sie berücksichtigt Weinen, Gesichtsausdruck, Beinhaltung, Rumpfhaltung und motorische Unruhe. Wenn ein Säugling schreit, die Beine an den Körper gezogen hat oder sich aufbäumt, ist das beispielsweise ein Hinweis auf starke Schmerzen. Anhand von KUSS wird oft auch entschieden, ob ein kleines Kind, etwa nach einem operativen Eingriff, ein Schmerzmittel benötigt.

Selbsteinschätzung

Ab dem 4. Lebensjahr, genauer gesagt, wenn das Kind den Entwicklungsstand eines 3-Jährigen erreicht hat, kann es anhand von kindgerechten Skalen seine Schmerzen bereits selbst einschätzen.

Die wichtigsten Skalen sind:
- die Smiley-Analogskala,
- die visuelle Analogskala (VAS),
- die numerische Ratingskala (NRS),
- die Farbskala,
- die taktile Skala.

Die Smiley-Analogskala

Die Smiley-Analogskala (Gesichterskala) ist eine speziell für Kinder entwickelte mehrstufige Schmerz-Schätzskala. Das Kind bekommt 5–7 schematische Gesichter vorgelegt, deren Ausdruck für eine bestimmte Schmerzintensität steht. Es soll nun mit dem Finger auf das Gesicht deuten, das die empfundene Schmerzstärke am besten ausdrückt. Damit lassen sich auch ohne große Worte Schmerzintensitäten messen. Geeignet ist die Smiley-Analogskala zwischen dem 4. und 12. Lebensjahr.

▼ Smiley-Analogskala.

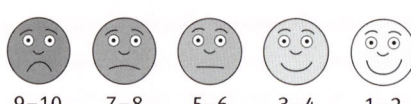

VAS: nur eine Linie

Die visuelle Analogskala, kurz VAS genannt, ist nichts anderes als eine 10 cm lange Linie, deren Beginn Schmerzfreiheit und deren Ende den stärksten vorstellbaren Schmerz symbolisiert. Auf

▼ Visuelle Analogskala – kurz: VAS.

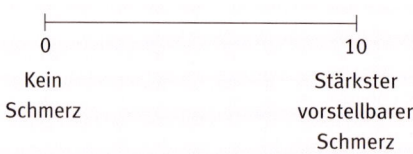

dieser Linie markiert das Kind die aktuell empfundene Schmerzstärke. Die VAS kann bei Kindern ab dem 6. Lebensjahr zum Einsatz kommen. Sie wird auch häufig zur Erfassung von Schmerzen bei Erwachsenen herangezogen.

NRS: erst ab der Grundschule

Bei der numerischen Rating-Skala (NRS) kommen bereits Zahlen mit ins Spiel. Die Schmerzintensität wird von 0 (kein Schmerz) bis 10 (stärkster vorstellbarer Schmerz) eingeteilt. Das Kind gibt seine Schmerzintensität anhand der Zahl an. Voraussetzung ist, dass es den Zahlenraum bis 10 beherrscht. Das ist meist ab der ersten Grundschulklasse der Fall. Die NRS wird auch häufig bei Erwachsenen verwendet.

▼ Numerische Rating-Skala – kurz: NRS.

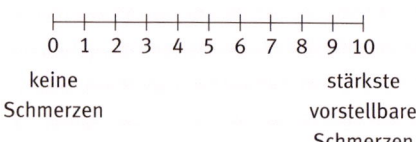

Farben als Schmerzsymbole

Neben der Smiley-Analogskala können bei Kindergartenkindern auch Farbskalen herangezogen werden. Das Kind wird gebeten, eine Farbe auszuwählen, die der aktuellen Schmerzstärke am ehesten entspricht. Die verwendeten Farbskalen basieren auf Untersuchungen, die den Zusammen-

TIPP

Schmerztagebuch schreiben

Bei chronischem Schmerz ist es wichtig, nicht nur den gerade existierenden Schmerz zu erfassen, sondern den Schmerzverlauf über einen längeren Zeitraum zu dokumentieren. Dadurch lässt sich beispielsweise feststellen, zu welcher Tageszeit der Schmerz am stärksten ist oder auch, ob äußere Faktoren die Schmerzstärke beeinflussen. Dafür wurden Tagebücher entwickelt, in denen täglich das Schmerzgeschehen festgehalten wird. Solche Schmerztagebücher gibt es auch speziell für Kinder. Sie sind dem Alter beziehungsweise den geistigen Fähigkeiten des Kindes angepasst. Um das Kind bei Laune zu halten, wird es für das tägliche Ausfüllen belohnt, beispielsweise mit einem bunten Aufkleber.

hang von Farbe und Schmerzintensität bei Kindern auf den Prüfstand stellten. Die meisten Kinder assoziieren die Farbe Rot mit sehr starkem Schmerz, Gelb mit Schmerzfreiheit und Orange mit leichtem Schmerz. Auch Blau bedeutet für viele Kinder Schmerzfreiheit. Auf der Grundlage solcher Untersuchungsergebnisse wurden verschiedene Farbskalen entwickelt, etwa von Rot nach Gelb oder auch von Rot nach Blau. Am besten ordnen die Kinder die Farben selbst einer bestimmten Schmerzstärke zu. Farbskalen können bei manchen Kindern geeignet sein, um die Lücke zwischen der Fremdbeobachtung und der Smiley-Analogskala zu schließen.

Schmerz fühlen

Wenn Kinder im Alter zwischen 4 und 12 Jahren schlecht sehen, wird der Tastsinn zur Bestimmung der Schmerzintensität genutzt. Dafür wurde eine »taktile« Skala entwickelt, bei der die Schmerzstärke mit der Größe von insgesamt neun Holzbällen in Verbindung gebracht wird. Je größer der Holzball, desto stärker der Schmerz. Eingesetzt wird dieses Messinstrument nicht nur bei Kindern, die blind sind oder unter einer schweren Sehstörung leiden. Auch nach Schieloperationen kann sie zur Einschätzung der Schmerzstärke herangezogen werden.

▼ Möglichkeit für eine Farbskala.

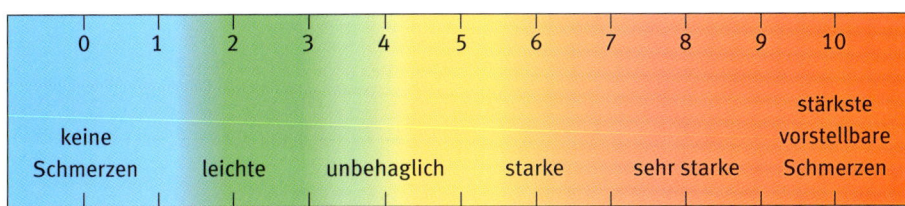

Akuter Schmerz – chronischer Schmerz

Schmerz kann akut auftreten und innerhalb kurzer Zeit wieder komplett verschwinden. Er kann aber auch schon bei Kindern chronisch werden und den Alltag langfristig stark beeinträchtigen. Akuter und chronischer Schmerz lassen sich einfach unterscheiden:

- Akuter Schmerz dauert wenige Sekunden bis zu einigen Tagen. Beispiele sind der Pieks mit der Injektionsnadel (Injektion eines Faktorpräparats, Blutentnahme), eine Wunde, die mehrere Tage zum Abheilen benötigt, oder auch eine kleinere Einblutung in ein Gelenk. Der akute Schmerz ist ein durchaus nützliches Warnsignal. Er kann auf eine Muskelblutung hinweisen, die sofort behandelt werden muss. Plötzlicher Kopfschmerz durch eine Hirnblutung ist nicht selten lebensrettend. Kinder mit einer Blutgerinnungsstörung sollten deshalb für akuten Schmerz durchaus sensibilisiert und angehalten werden, ihn sofort mitzuteilen. Zusätzlich sorgt akuter Schmerz für ein angemessenes Verhalten. Ein Kind wird sich nach einer Blutung eher schonen und den verletzten Körperteil zumindest für einige Stunden ruhig stellen, wenn die körperliche Aktivität schmerzt.

- Chronischer Schmerz hält länger als 6 Monate an oder kehrt immer wieder zurück. Beispiele hierfür sind Migräne oder auch chronische Gelenkschmerzen als Folge einer dauerhaften Gelenkzerstörung. Chronischer Schmerz hat keinerlei Warnfunktion. Er ist völlig überflüssig. Dauerhafter chronischer Schmerz kann sich verselbständigen (siehe auch Kasten Seite 17) und ohne oder schon bei geringem äußerem Schmerzreiz auftreten.

Gegen akuten und chronischen Schmerz müssen unterschiedliche Strategien verfolgt werden. Das gilt auch oder gerade für Schmerzen, die im Zusammenhang mit einer Blutgerinnungsstörung auftreten. So stehen in der Akutsituation bei Kindern Ablenkungsverfahren oder eine medikamentöse Therapie im Vordergrund, bei chronischem Schmerz dagegen eher psychologische Schmerzbewältigungsverfahren.

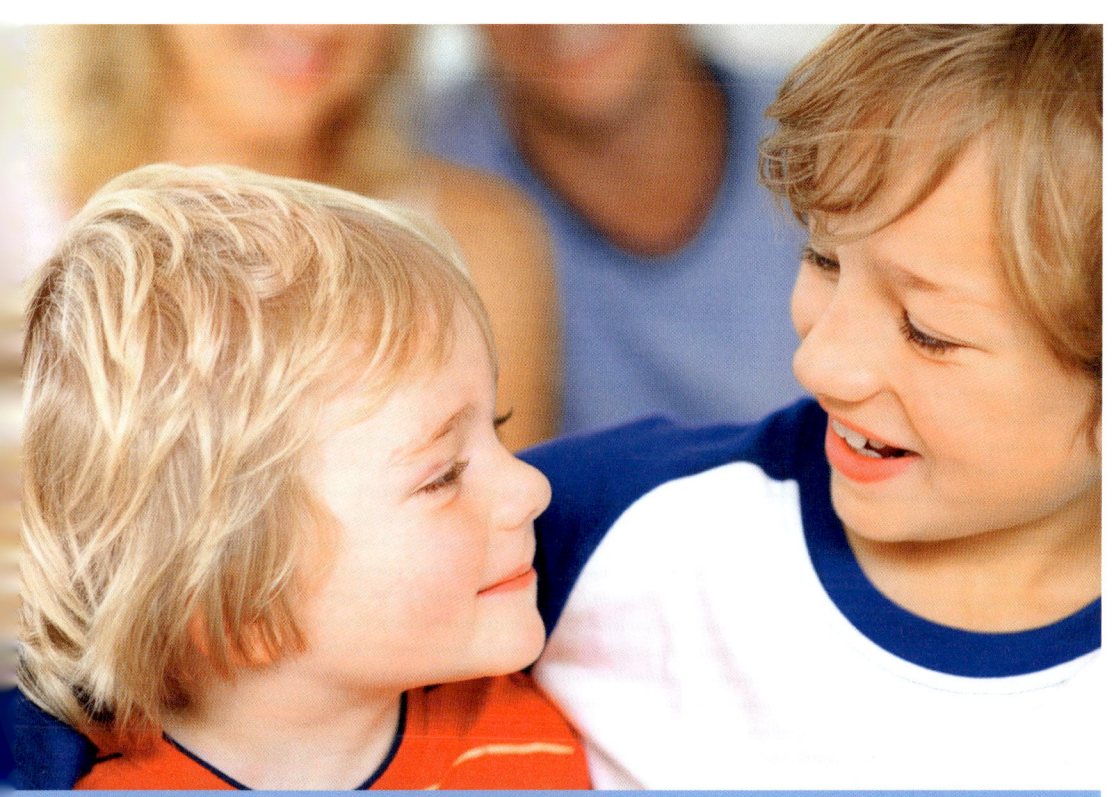

Blutgerinnungsstörungen und Schmerz

Kinder mit einer Blutgerinnungsstörung werden schon früh und sehr viel häufiger mit akutem und chronischem Schmerz konfrontiert als ihre gesunden Spielgefährten. Sie müssen deshalb lernen, damit umzugehen.

Akuter Schmerz bei Blutgerinnungsstörungen

Akuten Schmerz müssen Kinder mit einer Blutgerinnungsstörung häufig bewältigen: bei der regelmäßigen Injektion von Faktor- oder Thrombozytenprä- paraten, während der Blutentnahme oder auch bei einer akuten Einblutung unter die Haut, in Gelenk, Muskel oder Gehirn.

»Pieksen« erträglich machen

Wenn Kinder mit der Injektionsnadel gepiekst werden, tut ihnen das weh. Sie bauen unweigerlich Ängste auf vor dem nächsten Eingriff, die den Schmerz verstärken. Bei jüngeren Kindern kann es nach einer schmerzhaften Erfahrung mit Injektionen oder Infusionen zu einer starken Abwehrreaktion bis hin zur völligen Ablehnung kommen. Das Kind schreit und bäumt sich auf, sodass eine Injektion unmöglich wird. Andere Kinder fügen sich vielleicht dem Wunsch der Eltern und erdulden die Situation, wenn auch mit negativen Gefühlen. Nach dem Motto »Ein Indianer kennt keinen Schmerz« spielen gerade ältere Kinder die Schmerzhaftigkeit der Prozedur manchmal auch herunter und leiden still. Um die Negativspirale aus Schmerz – Angst – mehr Schmerz – mehr Angst zu verhindern, sollte Folgendes berücksichtigt werden:

- Das Kind sollte so wenig wie möglich gepiekst werden. Insbesondere Blutentnahmen sollten nur durchgeführt werden, wenn sie unumgänglich sind.
- Die Prozedur sollte so schmerzfrei wie möglich durchgeführt werden.
- Zusätzlich können Sie Ihrem Kind ganz konkret helfen, die schmerzhaften Prozeduren möglichst gut und unbeschadet zu überstehen.

So bewältigt Ihr Kind den Injektionsschmerz

Angenehme Atmosphäre schaffen
Akuten Schmerz erleben Kinder mit einer Blutgerinnungsstörung am häufigsten bei der regelmäßigen Injektion des Faktorpräparats. Vor und während der Injektion sollte eine möglichst entspannte Atmosphäre herrschen und genügend Zeit vorhanden sein. Spritzen zwischen Tür und Angel ist keine gute Idee. Die Eltern sollten zudem Sicherheit und Vertrauen ausstrahlen und, wenn sie selbst die Injektion vornehmen, keine Nervosität an den Tag legen. Säuglinge und Babys fühlen sich im Arm der Eltern am wohlsten, sollten bei

der Injektion jedoch hingelegt werden. Bei kleinen Kindern ist es am besten, wenn Sie sie neben sich setzen oder auf Ihren Schoß nehmen. Wir empfehlen den Eltern oder Begleitern, konstanten Berührungskontakt zum Kind zu halten.

Vermeiden Sie es zudem, Ängste und Sorgen oder möglicherweise eine eigene Ablehnung gegen Injektionen vor dem Kind zu äußern oder es diese spüren zu lassen. Auch von abwertenden Kommentaren über das medizinische Personal sollten sie absehen – auch wenn eine Vene nicht gleich beim ersten Mal getroffen wird. Kinder sind in solchen Ausnahmesituationen sehr leicht zu beeinflussen. Sie nehmen scheinbar nebensächliche Bemerkungen, wie »Der Arzt hat ihm den Arm komplett zerstochen«, sehr ernst und reagieren darauf mit verstärkten Schmerzen. Besser, Sie machen Ihrem Unmut im direkten Gespräch mit Arzt oder Pflegepersonal Luft, in Abwesenheit des Kindes. Vermeiden Sie Ärger, indem Sie nur einen erfahrenen Arzt »pieksen« lassen.

Aufmerksamkeit ablenken

Sehr effektiv ist es, wenn Sie das Kind während der Injektion oder Blutentnahme ablenken. Das Lieblingslied über Kopfhörer hören, gemeinsam singen, Seifenblasen steigen lassen, Faxen mit einer Handpuppe machen oder ein Buch anschauen: Das allein kann schon dazu führen, dass der »Pieks« kaum noch wahrgenommen wird. Besonders beliebt bei kleineren Kindern sind Pop-up-Bücher, mit denen sie sich auch motorisch beschäftigen können. Manchen kleinen Patienten gelingt es

auch, sich so intensiv auf ein Märchen oder ein Zauberkunststück zu konzentrieren, dass sie den Schmerz völlig ausblenden. Lässt der Papa eine Spielkarte verschwinden, ist der Pieks schon vorbei, bevor er sie wieder aus dem Ärmel hervorgeholt hat. Auch mit »Verwirrung« lassen sich Kinder ablenken. Singt die Mama das dem Kind bekannte Lied *ABC, die Katze lief im Schnee* in einer Version mit lila statt weißen Stiefeln, kann dieser Moment für eine nahezu schmerzfreie Injektion genutzt werden. Auch die Vorstellung, dass ein Zauberhandschuh vor Schmerz schützt, kann gerade bei sehr (schmerz-) empfindlichen Kindern ein Weg zu einer schmerzfreien Injektion sein (siehe auch Seite 24).

Information und Mitbestimmung

Auch kleine Kinder möchten bereits genau wissen, was mit ihnen und um sie herum passiert. Erklären Sie Ihrem Kind deshalb möglichst altersgerecht, was bei der Injek-

▼ Seifenblasen, Geschichten, Musik oder ein Zauberhandschuh lenken Ihr Kind vom Injektionsschmerz ab.

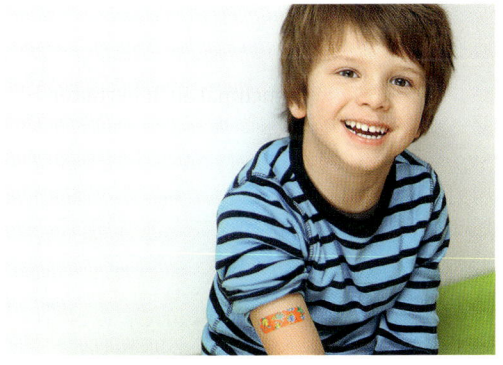

TIPP

Von anderen Kindern lernen

Schon in der Kinderkrippe schauen die »Kleinen«, was die »Großen« machen, und versuchen, es ihnen gleichzutun. Denn sie wollen auch »groß« sein. Dieses »Abschau«-Verhalten kann genutzt werden, um Kinder an das regelmäßige Injizieren zu gewöhnen. Lassen Sie Ihr Kind zuschauen, wenn andere, bereits »erfahrene« Kinder gespritzt werden, und lassen Sie die beiden miteinander sprechen. Wenn Ihr Kind sieht, dass und wie der andere Junge diese Situation meistert, wird es erkennen, dass es diese Prozedur auch in den Griff bekommen kann. Kinder vertrauen in diesen Fällen anderen Kindern eher als Erwachsenen! Und sie erlernen kindgerechte Strategien, mit solchen Situationen umzugehen.

tion oder der Blutentnahme passiert und weshalb sie notwendig ist. Beschreiben Sie den Ablauf genau und sagen Sie dem Kind auch, dass ein »Pieks, der weh tun kann« kommen wird, der Schmerz aber ganz schnell wieder vergeht. Und: Lassen Sie das Kind den zeitlichen Ablauf und die wesentlichen Schritte des Injektionsprozesses mitbestimmen, soweit es möglich ist. So kann es beispielsweise entscheiden, ob es beim Einstich zuschauen möchte oder an welcher Stelle das Faktorpräparat injiziert werden soll. Es kann helfen, die Einstichstelle zu desinfizieren, die Nadel herauszuziehen und das »Dino«-Pflaster – nicht das mit dem Hund – selbst aufzukleben. Sie werden staunen, mit welcher Kompetenz und Selbstverständlichkeit das Kind diese Aufgaben nach mehrmaligem Üben über-

nehmen wird. Vor allem gibt ihm diese »Entscheidungsvollmacht« das Gefühl, der Situation nicht ausgeliefert zu sein, sondern sie aktiv mitgestalten zu können.

Belohnen nur am Anfang

Bei den ersten Injektionen kann es sinnvoll sein, das Kind zu belohnen. Allerdings nicht mit Süßigkeiten! Geeignet ist beispielsweise eine Raupe mit vielen leeren Feldern, die nach jeder Injektion mit einem Smiley-Aufkleber ausgefüllt werden. Da die Injektion zur Routine werden sollte, um die möglichst wenig Aufhebens gemacht wird, sollte das Belohnungsprinzip allmählich verlassen werden. Anders jedoch bei einer Blutentnahme: Hier sollten Sie immer eine Belohnung parat haben.

Schmerz durch Blutung

90 % der spontanen Blutungen treten in Gelenken und Muskeln bei Jungen mit Hämophilie auf. Besonders häufig blutet es in Sprung-, Knie- und Ellenbogengelenk,

in den Oberschenkelmuskel, in die Waden- und Unterarmmuskulatur sowie in den Psoasmuskel als Teil der Hüftmuskulatur. Gelenkblutungen, vor allem aber auch Muskelblutungen können starke Schmerzen verursachen. Bei einem von-Willebrand-Syndrom kommt es nur bei schweren Verlaufsformen zu Gelenk- und Muskelblutungen. Häufiger entwickeln sich schwere, schmerzhafte Hämatome.

Weshalb Einblutungen schmerzhaft sind

Schmerz im Gelenk oder im Muskel ist ein wichtiger Hinweis auf die akute Blutung und signalisiert Handlungsbedarf. Doch weshalb ist dieser Prozess so schmerzhaft?

Zu großer Druck schädigt das Gelenk
Bei einer Gelenkblutung strömt Blut aus den kleinen Gefäßen der Gelenkinnenhaut in das Gelenk. Da das Gelenk von einer Gelenkkapsel komplett verschlossen ist, kann das Blut nicht abfließen. Es sammelt sich im Gelenk an, bis der Druck durch den Blutstau so groß wird, dass er die Blutung stoppt. Dieser Druck im Inneren des Gelenks löst akute Schmerzen aus: je stärker die Blutung, umso intensiver der Schmerz. Zusätzlich kann Blut, wenn es sich längere Zeit im Gelenk befindet, die Gelenkinnenhaut entzünden. Diese Entzündung ist ebenfalls sehr schmerzhaft und kann zu

> **HINWEIS**
>
> **Achtung**
>
> Schmerzhafte Blutungen können trotz einer Dauerprophylaxe mit einem Faktorpräparat auftreten.

chronischen Schmerzen führen. Chronische Schmerzen drohen auch, wenn das Gelenk durch häufiges Einbluten zerstört wird. Besonders hoch ist das Risiko bei einem »Problemgelenk«, das wenige Kinder trotz einer guten und regelmäßigen Therapie, die prophylaktisch durchgeführt wird, schon früh entwickeln können. Die meisten Gelenkblutungen finden in diesem Problemgelenk statt und zerstören nach und nach den Gelenkknorpel. Schon im Kindes- und Jugendalter kann sich so eine Gelenkarthrose entwickeln.

Entzündung im Muskel
Bei einer Muskelblutung fließt das Blut zwischen den Muskelfasern und kann zu einer schmerzhaften Entzündung des Muskels oder auch zu Muskelfaserrissen führen. Im Gegensatz zur geschlossenen Gelenkkapsel kann der Muskel sehr große Mengen Blut aufnehmen. Diese Blutansammlung drückt die Blutgefäße zusammen. Die Muskulatur erhält zu wenig Sauerstoff und Nährstoffe. Nerven können geschädigt und der Muskel zerstört werden.

Akuter Schmerz als Alarmsignal

Akuter Schmerz ist bei Kindern mit einer Blutgerinnungsstörung ein wichtiges Alarmsignal. Ältere Kinder können Schmerz und Blutung bereits miteinander in Verbindung setzen. Sie sollten angehalten werden, Schmerzen in Gelenken, Muskeln oder auch plötzlichen Kopfschmerz (Vorsicht, Hirnblutung!) sofort ihren Eltern, Lehrern oder Erziehern mitzuteilen. Allerdings halten sich die Kinder nicht immer daran – aus vielfältigen Gründen: Sie sind zu schüchtern, schämen sich und wollen lieber warten, bis sie zu Hause sind. Oder sie ignorieren den Schmerz und wollen ihre Aktivitäten nicht unterbrechen. Fußball spielen oder Videos gucken mit Freunden ist, verständlicherweise, allemal spannender als die Injektion von Gerinnungsfaktor, auch wenn sie noch so notwendig wäre. Es kann aber auch sein, dass gerade der Schmerz durch Gelenkblu-

tungen nicht mehr realisiert wird, weil er dem Kind längst bekannt ist. Sensibilisieren Sie Ihr Kind aber für den Schmerz. Und machen Sie ihm immer wieder klar, dass es wichtig ist, eine Blutung sofort zu behandeln, um Schmerzen und Folgeschäden zu verhindern.

Bei Säuglingen genau hinschauen

Säuglinge und Kleinkinder können noch keinen Zusammenhang zwischen Schmerz und einer Blutung erkennen und sich entsprechend äußern. Bei ihnen ist es deshalb nicht immer einfach, Blutungen und die damit einhergehenden Schmerzen rechtzeitig zu erkennen und richtig einzuordnen. Bei einer Gelenkblutung gibt es anfangs kaum äußere Anzeichen am Gelenk. Gelenkschwellung und Gelenkerwärmung

TIPP

Kopfschmerzen? An Hirnblutung denken!

Hirnblutungen sind lebensbedrohlich und erfordern die sofortige Injektion eines Faktorpräparats.
Folgende Zeichen können auf eine Hirnblutung hindeuten:

- anhaltende und stärker werdende Kopfschmerzen,
- Bewusstlosigkeit, wenn auch nur kurzzeitig,
- Übelkeit und Erbrechen,
- Schläfrigkeit,
- Nackensteife oder Schmerzen im Nacken,
- verschwommenes Sehen, Doppelbilder,
- Gleichgewichtsstörungen,
- Krämpfe oder Krampfanfälle,
- Verwirrung.

Sollte Ihr Kind eines oder mehrere dieser Symptome aufweisen, sollte Faktor gespritzt und anschließend sofort mit dem Hämophiliezentrum Kontakt aufgenommen werden.

(mit dem Handrücken messen) sind oft erste Hinweise. Auch Änderungen der Bewegung und Schonhaltungen können Folge einer Gelenkblutung und der damit verbundenen Schmerzen sein. Beobachten Sie die Bewegungsabläufe Ihres Kindes deshalb genau, damit Sie Veränderungen sofort bemerken.

Strategien gegen akuten Blutungsschmerz

Gegen akuten Schmerz infolge von Einblutungen in Gelenk, Muskel, Haut und Gehirn gibt es rasch wirksame Strategien. Ziel ist es, die Blutung zu stoppen und, falls notwendig, zusätzlich die Schmerzen zu behandeln.

gen zu minimieren. Möglich sind sie trotzdem. Kommt es trotz regelmäßiger Substitution häufiger zu Blutungen, sollte eine Anpassung der Faktorbehandlung überlegt werden. Sprechen Sie mit Ihrem Hämophiliezentrum.

Blutung stoppen mit Faktorsubstitution

Gelenk- und Muskelblutungen sollten, ebenso wie die Hirnblutung, so schnell wie möglich zum Stillstand gebracht werden. Dann lässt auch der Schmerz allmählich nach und die Entwicklung starker Schmerzen wird verhindert. Maßnahme Nummer 1 ist deshalb auch im Hinblick auf die Schmerzstillung die frühzeitige Substitution von Gerinnungsfaktor. Sie beugt zerstörerischen Prozessen in Gelenk und Muskel vor und nimmt den Schmerz, weil sie dessen Ursache, nämlich die Blutung, beseitigt. Nach der Faktorsubstitution sollten Sie in jedem Fall das Hämophiliezentrum kontaktieren.

Die meisten Kinder mit Hämophilie oder schwerem von-Willebrand-Syndrom erhalten eine Dauerprophylaxe mit einem Faktorpräparat, um das Risiko von Blutun-

Physikalische Maßnahmen: die PECH-Regel

Neben der Substitution von Faktor eignen sich physikalische Maßnahmen, um aku-

▼ Sprechen Sie mir Ihrem Hämophiliezentrum über mögliche Strategien gegen den Blutungsschmerz.

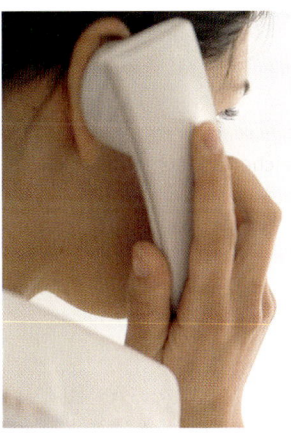

HINWEIS

Psoasblutung oder Blinddarmentzündung?

Schmerz im rechten Unterbauch? Das könnte eine Psoasblutung, aber auch eine Blinddarmentzündung sein. Nicht immer lässt sich das zweifelsfrei unterscheiden. Besteht der Verdacht auf eine Psoasblutung, sollte deshalb immer eine Ultraschalluntersuchung durchgeführt werden. Damit lässt sich der Bluterguss im Hüftmuskel genau erkennen. Wenn nicht, ist eine Blinddarmentzündung wahrscheinlich, die sofort behandelt werden muss.

te Schmerzen durch Blutungen zu stillen. Einfach zu merken und anzuwenden ist die PECH-Regel, wie sie auch bei Sportverletzungen eingesetzt wird. Sie steht für Pause – Eis – Compression – Hochlagern.

P = Pause

Nach einer Gelenk- oder Muskelblutung sollte sich das Kind mindestens einen halben Tag schonen. Gerade bei Kleinkindern kann es durchaus schwierig sein, sie so lange vom Toben abzuhalten. Pause bedeutet in diesem Fall allerdings nicht Bettruhe, sondern eher »einen Gang runterzuschalten«: Vorlesen, eine DVD anschauen, in Ruhe mit Bauklötzchen spielen oder einfach nur Kuscheln können zur notwendigen Ruhe verhelfen. *Bobby-Car* und Roller sollten dagegen ebenso in der Ecke stehen bleiben wie die vielen kleinen Autos, mit denen man so wunderbar auf Knien durchs Zimmer robben kann. Eine Immobilisation oder das Schienen von Armen oder Beinen ist jedoch nicht erforderlich. Nach schweren Blutungen können eventuell Schaumschienen über mehrere Tage verwendet werden, die die Bewegungsfähigkeit des Kindes kaum einschränken.

E = Eis

Die Kühlung des betroffenen Gelenks oder Muskels mit Eis oder kaltem Wasser verengt die Blutgefäße. Blutung und Schwellung werden vermindert. Außerdem lindert Kälte den Schmerz in der gekühlten Körperregion, weil es die Weiterleitung von Schmerz an das Gehirn unterbricht. Kältekompressen sollten deshalb bei Kindern mit Blutgerinnungsstörungen immer im Tiefkühlfach bereitliegen. Doch Vorsicht: Eis und Kältepackungen (cold pack) sollten niemals auf die nackte Haut gelegt werden. Denn dann drohen Kälteschäden. Besser ist es, die Kältepackungen in einen Waschlappen oder ein Handtuch einzuschlagen. Für Kinder, die absolut nicht still liegen oder sitzen können, gibt es Kältekompressen mit Klettverschluss.

C = Compression

Mit einem Kompressionsverband kann, etwa bei Muskelblutungen oder Hämatomen, verhindert werden, dass Blutung und Schwellung sich weiter ausbreiten.

H = Hochlagern

Auch das Hochlagern von Gelenk oder Muskel nach einer Blutung, möglichst über

Herzhöhe, kann den Schmerz lindern. Das verbessert den Rückfluss des Blutes, die Schwellung und den damit verbundenen Schmerz.

Auch bei schmerzhaften Einblutungen: Ablenken

Interessanterweise verlangen Kinder viel seltener nach Schmerzmitteln als Erwachsene. Das liegt daran, dass Kinder überwiegend im »Jetzt« leben, währenddessen Erwachsene sich an vergangenen Schmerz erinnern und zukünftigen Schmerz erwarten. Das lässt sich nutzen, um Kinder in der Schmerzbewältigung bei Einblutungen zu unterstützen. Zumindest so lange, bis die Faktorsubstitution, der Eisbeutel oder das Schmerzmittel wirken. Hilfreich ist es, den Schmerz des Kindes in ein paar einleitenden Sätzen anzuerkennen. Jeder Satz, den Sie sagen, muss innerlich vom Kind bejaht werden können: »Das tut jetzt weh. Das wird auch noch eine Weile weh

> ## TIPP
>
> ### Eis gegen Hämatome
> Gerade bei Kindern mit einem von-Willebrand-Syndrom treten spontan oder schon bei kleinen Stößen großflächige Hämatome auf, die sehr weh tun können. Hier hilft die Anwendung von Kälte besonders gut. Bei Blutungen der Mundschleimhaut können auch Eiswürfel gelutscht oder Tranexamsäure verwendet werden.

tun. Und du möchtest doch, dass es bald aufhört – du weißt ja, wie das beim letzten Mal geklappt hat. (…)«. Dann kann die Aufmerksamkeit des Kindes auf angenehme Aktivitäten gelenkt werden, bei denen es so richtig bei der Sache ist. Überlegen Sie, was Ihr Kind gerne spielt: z.B. *Uno* oder *Das verrückte Labyrinth*. Auch die Lieblings-DVD hilft. Meist genügt das schon, um die natürliche Tendenz zum Einblenden angenehmer Gefühle von Kindern zu nutzen.

Nicht immer notwendig: Schmerzmittel
Mit frühzeitiger Faktorsubstitution, begleitet von physikalischen Maßnahmen und Ablenkungsmanövern, lässt sich akuten Schmerzen durch Gelenkblutungen oder Hämatomen häufig wirksam begegnen. Nur in Ausnahmefällen sollte hier zu einem Schmerzmittel gegriffen werden, etwa wenn das Kind stark klagt oder wenn eine äußere schmerzhafte Verletzung die Blutung ausgelöst hat. Geeignet sind dann die Schmerzmittel Paracetamol und Ibuprofen, das auch entzündungshemmend wirkt und deshalb gleichzeitig einer Entzündung der Gelenkinnenhaut entgegenwirkt (siehe auch Seite 41).

Anders ist es bei einer Muskelblutung. Muskelblutungen können viel schmerzhafter sein als Gelenkblutungen. Eine medikamentöse Schmerztherapie ist deshalb meist unumgänglich. Der Schmerz kann dabei so groß sein, dass die üblichen Schmerzmittel nicht ausreichend wirken und vorübergehend Opioide (siehe auch Seite 45) eingesetzt werden müssen.

Auch bei kleinen Kindern sollte man davor keine Scheu haben. Werden starke Schmerzen bei einer Muskelblutung nicht ausreichend behandelt, besteht die Gefahr der Fehlbelastung und damit von Blutungen an einer anderen Stelle. Nicht oder unzureichend behandelter Schmerz bei einer Psoasblutung kann beispielsweise so zu einer Blutung im Knie- bzw. Sprunggelenk führen.

> ## TIPP
>
> ### Physiotherapie nicht vergessen!
>
> Nach einer akuten Gelenk- oder Muskelblutung oder auch bei schweren Hämatomen sollte eine Physiotherapie durchgeführt werden. Sie kann den Heilungsprozess wesentlich unterstützen.

Bei starkem Druckschmerz: Entlastungspunktion

Starke Schwellung und sehr starke Schmerzen deuten bei einer Gelenkblutung darauf hin, dass sich im Kniegelenk

▼ Schmerzen durch Gelenkblutungen, beispielsweise im Kniegelenk, können durch eine Punktion gelindert werden.

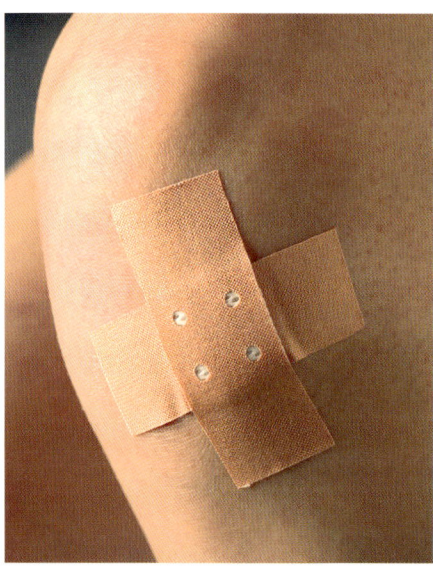

eine große Menge Blut angesammelt hat. Mit einer »Punktion« lässt sich dieses Blut aus der Gelenkkapsel entfernen. Der Druck, und damit auch der Schmerz, gehen zurück. Bei der Gelenkpunktion (aus dem Lateinischen »punctum«: der Stich) wird eine Nadel oder ein anderes spitzes Instrument von außen in das Kniegelenk eingeführt. Darüber kann dann angesammeltes Blut und Gewebeflüssigkeit aus der Gelenkkapsel entfernt oder eben auch Medikamente in die Gelenkkapsel injiziert werden (siehe auch Seite 43). Geeignet ist eine Punktion vor allem bei schweren Einblutungen in das Kniegelenk, weniger bei solchen in das Sprung- oder Ellbogengelenk. Eine Gelenkpunktion sollte von einem Orthopäden oder einem in dieser Technik erfahrenen Arzt, das kann z.B. ein Chirurg oder Rheumatologe sein, unter örtlicher Betäubung durchgeführt werden. Bei kleineren Kindern empfiehlt es sich, den Eingriff unter Vollnarkose durchzuführen. Auch eine Hypnoanalgesie (siehe auch Seite 39) kann in Betracht gezogen werden. Wichtig: Vor einer Punktion muss immer Faktor substituiert werden.

Strategien gegen chronischen blutungsbedingten Schmerz

Bei Kindern mit einer Blutgerinnungsstörung kann es schon früh zu chronischen Gelenkschmerzen kommen. Das ist vor allem dann der Fall, wenn sich bereits ein sogenanntes »target joint«, sprich ein »Zielgelenk«, entwickelt hat, in dem 90 % der Blutungen stattfinden. Diese immer wiederkehrenden Einblutungen führen zu einer schmerzhaften chronischen Entzündung der Gelenkinnenhaut (siehe auch Kasten Seite 34). Sie ziehen aber auch eine allmähliche Zerstörung des Gelenks nach sich, häufig mit Fehlstellungen, Bewegungseinschränkungen und, leider auch, chronischen Schmerzen.

Orthopäden einbinden

Bei Kindern mit Hämophilie oder schwerem von-Willebrand-Syndrom, die an Gelenkblutungen leiden, sollte immer ein Orthopäde, der mit den behandelnden Ärzten und dem Hämophiliezentrum in Kontakt steht, in die Behandlung einbezogen werden. Bei chronischen Gelenkschmerzen ist er unentbehrlich. Seine Aufgabe ist es, die Gelenke regelmäßig zu untersuchen und bei bereits geschädigten Gelenken die notwendigen therapeutischen Maßnahmen einzuleiten. Falls notwendig kann er auch eine Korrektur der Fehlstellungen vornehmen.

Substitution und episodische Schmerztherapie

Um einer Zerstörung des Gelenks vorzubeugen und den damit verbundenen Arthroseschmerz zu verhindern, wird bei häufigeren Einblutungen die Faktorsubstitution angepasst. Auch wenn sich bereits chronische Gelenkschmerzen entwickelt haben, sollte in Absprache mit dem Hämophiliezentrum die Substitutionstherapie optimiert werden, damit das geschädigte Gelenk nicht noch weiter zerstört wird und um andere Gelenke zu schützen. Gegen die chronischen Schmerzen können Schmerzmittel eingesetzt werden. Empfohlen wird mit Blick auf die Nebenwirkungen aber keine kontinuierliche Einnahme. Die Schmerzmedikation sollte vielmehr episodisch durchgeführt werden, sodass sich Zeiten mit und ohne Schmerzmittel abwechseln. In den »Schmerzferien« können negative Schmerzerfahrungen auch »überschrieben« und damit aus dem Gedächtnis gelöscht werden. Als Schmerzmittel kommen Paracetamol, Ibuprofen oder auch Etoricoxib, ein Cyclooxygenase-2-Hemmer, (siehe auch Seite 41) infrage. Dabei empfiehlt es sich, zunächst eine hohe Dosis einzusetzen, die dann allmählich reduziert wird. Eine medikamentöse Schmerztherapie bei chronischem Schmerz sollte immer von psychotherapeutischen Maßnahmen begleitet werden.

Physiotherapie: wichtiges Standbein nach Gelenk- und Muskelblutungen

Die Physiotherapie ist bei schwerem chronischem Gelenkschmerz ein wichtiges therapeutisches Standbein. Ein absolutes »Muss« ist sie aber auch nach akuten Gelenk- und Muskelblutungen. Auch bei großflächigen schmerzhaften Hämatomen kann die Physiotherapie Linderung bringen. Das Blut in der Gelenkkapsel, im Muskel oder unter der Haut gelangt durch maßgeschneiderte krankengymnastische Übungen schneller wieder aus dem Gewebe in den Blutstrom. Der Schmerz geht rascher zurück und das Risiko für Schonhaltungen, Fehlstellungen und weitergehende Komplikationen sinkt.

Wichtig: Der Physiotherapeut, der Ihr Kind betreut, sollte Erfahrung in der Behandlung und den speziellen Erfordernissen von Kindern mit Blutgerinnungsstörungen haben. Sicher kann Ihnen Ihr Hämophiliezentrum bei der Suche nach einem Physiotherapeuten helfen. Regelmäßiges Üben mit dem Kind zu Hause unterstützt die Tätigkeit des Physiotherapeuten. Lassen Sie sich zeigen, welche Übungen Sie mit dem Kind allein durchführen können. Und nicht vergessen: Vor jeder Krankengymnastik,

---

HINWEIS

Maßnahmen gegen die entzündete Gelenkinnenhaut

Blut im Gelenk verursacht nicht nur Druckschmerz. Es greift auch die Innenwand des Gelenks, die Synovia, an, und löst dort eine Entzündung aus. Erst wenn das Blut wieder in den Blutstrom aufgenommen und komplett aus dem Gelenk verschwunden ist, kann die Entzündung abheilen. Bleiben allerdings Reste von Blut im Gelenk, kann ein sehr schmerzhafter, chronischer Entzündungsprozess aufrechterhalten werden. Eine Entzündung der Gelenkinnenhaut (Synovitis) wird mit Bandagen, Kälte und Physiotherapie sowie mit entzündungshemmenden Medikamenten behandelt. Die transkutane elektrische Nervenstimulation (siehe auch Seite 35) kann zusätzlich schmerzstillend wirken. Bei einem chronischen Entzündungsprozess wird immer eine Dauerprophylaxe mit Faktorkonzentrat begonnen beziehungsweise die Substitutionstherapie optimiert. Entzündungshemmendes und damit auch schmerzstillendes Kortison kann mittels einer Punktion direkt in das Gelenk injiziert werden (siehe auch Seite 32). In frühen Stadien wird versuchsweise auch Hyaluronsäure – deren Anwendung bis heute aber nicht wissenschaftlich belegt ist – verwendet. Manchmal lässt sich trotz dieser Therapien die Entzündung nicht beheben. Dann muss der Teil der Gelenkinnenhaut operativ entfernt werden. Durch diese Synovektomie wird die Entzündung behoben und das Risiko erneuter Blutungen reduziert. Der Nachteil: Die Beweglichkeit des Gelenks wird deutlich eingeschränkt.

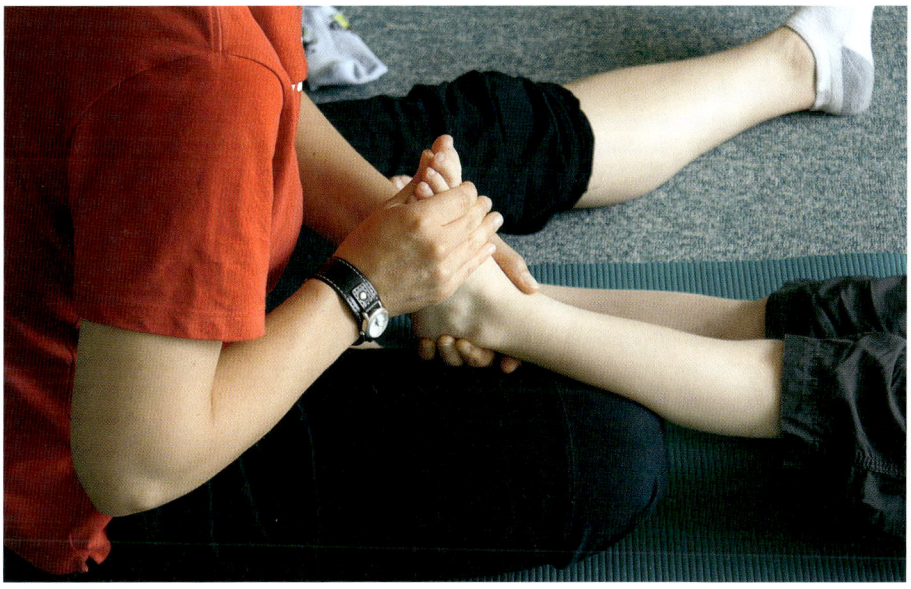

▲ Eine individuelle Physiotherapie hilft bei chronischem Gelenkschmerz.

die ein geschädigtes Gelenk oder einen eingebluteten Muskel trainiert, sollte Faktor substituiert werden. Bitte sprechen Sie Zeitpunkt und Dosierung mit Ihrem Hämophiliezentrum ab.

Orthopädische Hilfestellung nutzen

Bei chronischem Gelenkschmerz ist es wichtig, das Gelenk so weit wie möglich zu entlasten. Achten Sie deshalb bei Ihrem Kind auf festes Schuhwerk mit weichen Sohlen. Geleinlagen können den Schritt abfedern und den Schmerz erträglicher machen. Bei einem Orthopädietechniker können Sie zusätzlich Unterstützung

erhalten. Er kann beispielsweise orthopädische Bandagen und speziell angepasste Schuhe sowie Schienen zur Stabilisierung des Gelenks anfertigen, die vom Orthopäden verordnet werden. Bei sehr schwerer Beeinträchtigung kann eine Gehhilfe notwendig werden.

TENS: Gegenreiz zum Schmerz setzen

Die transkutane elektrische Nervenstimulation (TENS) ist eine elektromedizinische Reizstromtherapie, bei der Elektroimpulse niedriger Frequenz eingesetzt werden. Bei diesem Stimulationsverfahren werden über kleine Elektroden elektrische Impulse auf die Hautoberfläche übertragen und unter der Haut liegende Nerven gereizt. Die Frequenz wird dabei so gewählt, dass die

35

Reize nicht schmerzhaft sind, sondern nur ein Kribbeln auslösen. Das genügt jedoch, um dem Schmerz einen »Gegenreiz« entgegenzusetzen, sodass er nicht mehr so stark wahrgenommen wird. Auch Schmerzmittel lassen sich mit TENS oft einsparen.

TENS wird auch bei Kindern zur Schmerzlinderung bei chronischen Schmerzen des Bewegungsapparates und bei Nervenschmerzen eingesetzt. Erfolgreich ist sie auch bei Gelenkblutung und chronischem Gelenkschmerz. Allerdings sollte das Kind mindestens 3 Jahre alt sein. Für Säuglinge und junge Kleinkinder eignet sich die Methode nicht, da eine aussagefähige Rückmeldung über die noch schmerzfreie Stimulationsstärke der TENS notwendig ist. Außerdem ist ein Mindestmaß an Kooperationsfähigkeit erforderlich. Immerhin muss die Therapie ausreichend lange bis zu 3-mal täglich durchgeführt werden.

Die TENS kann mit einem kleinen Gerät nach fachgerechter Anleitung durch Ihren Schmerztherapeuten oder Arzt zu Hause

> ## TIPP
>
> ### Bücher unter die Bank!
>
> Ihr Kind sollte nicht schwer tragen. Der – möglichst leichte – Schulranzen gehört auf den Rücken. Bücher und Hefte, die nicht für Hausaufgaben benötigt werden, bleiben in der Schule unter der Bank oder im Spind. Vielleicht können Sie bei sehr schweren Büchern günstig ein zweites Exemplar erstehen, sodass sie nicht täglich von der Schule nach Hause geschleppt werden müssen.

durchgeführt werden. Er muss entscheiden, wo die Elektroden platziert werden, welche Frequenz die elektrischen Impulse haben müssen und wie lange und wie häufig die Behandlung durchgeführt werden soll. Eine Behandlung dauert etwa 20–30 Minuten, die Wirkung hält bis zu 4 Stunden an. Erkundigen Sie sich, ob Ihre Krankenkasse die Kosten für ein TENS-Gerät übernimmt.

Psychologische Ansätze zur Schmerzbewältigung

Gerade bei chronischen oder immer wiederkehrenden Schmerzen ist es wichtig, dass das Kind lernt, mit dem Schmerz umzugehen. Dafür steht eine Vielzahl von Schmerzbewältigungs- und Entspannungstechniken zur Auswahl. Nehmen Sie sich Zeit und suchen Sie, gemeinsam mit dem Arzt, eine für das Kind geeignete Strategie heraus. Meist wissen die kleinen Patienten schnell selbst, ob sie mit einer Methode klarkommen oder nicht. Informationen über die verschiedenen Verfahren erhalten Sie bei schmerztherapeutisch spezialisierten Kinder- und Jugendtherapeuten, eventuell auch in ihrem Hämophiliezentrum. Unterstützen Sie ihr Kind außerdem dabei, Zugang zu eigenen kreativen Lösungen der Schmerzbewältigung zu finden.

Psychologische Schmerztherapie: lernen, mit dem Schmerz umgehen

Wer ständig unter Schmerz leidet, ändert zwangsläufig sein Verhalten. Oft wird die ganze Aufmerksamkeit auf den Schmerz gelenkt, der sich dadurch weiter verstärkt. Angst, Mutlosigkeit, aber auch Wut treiben die Schmerzspirale voran. Wenn ein Kind mit dem Schmerz nicht mehr angemessen umgehen kann und wenn die Behandlung der Krankheit gefährdet wird – zum Beispiel, wenn Ihr Kind die Injektion verweigert –, empfiehlt es sich den Teufelskreis durch eine Verhaltenstherapie zu unterbrechen.

Ziel ist es, die Einstellung des Kindes zu seinem Schmerz zu ändern. Es soll lernen, ihn anzunehmen, und gleichzeitig die Fähigkeit erlangen, ihn zu verändern. Dadurch begreift sich das Kind als aktiv Handelnden und fühlt, dass es der Situation nicht mehr ohnmächtig ausgeliefert ist. Die Verhaltenstherapie kann aber auch schmerzverstärkendes Verhalten ändern und einer übertriebenen Schonhaltung entgegenwirken. Hier sind auch die Eltern gefordert, die oft aus übergroßer Sorge ihr Kind in Watte packen und damit durch eigene Ängste einer notwendigen Schmerzbewältigung entgegenstehen. Zu einer Verhaltenstherapie gehört auch die altersgerechte Information des Kindes über die Vorgänge in seinem Körper. Es muss wissen, was in Gelenk oder Muskel bei einer Blutung passiert und weshalb das »weh« tut.

Entspannungstechniken: den Stress abbauen

Zusätzlicher Stress verstärkt den Schmerz. Um besser mit den akuten oder chronischen Schmerzen umgehen zu können, sollten Kinder eine Entspannungstechnik erlernen. Besonders gut geeignet ist die Progressive Muskelentspannung nach Jacobson oder eine für Kinder vereinfachte Form des autogenen Trainings.

Progressive Muskelentspannung nach Jacobson

Die progressive Muskelentspannung nach Jacobson ist ein sehr einfaches Entspannungsverfahren, das schon kleine Kinder leicht erlernen können. Entwickelt wurde es von dem Mediziner Edmund Jacobson in den dreißiger Jahren des letzten Jahrhunderts. Das Prinzip: Um eine tiefe Entspannung der gesamten Muskulatur zu

▼ Entspannungstechniken unterstützen den Stressabbau und helfen Ihrem Kind beim Umgang mit akuten und chronischen Schmerzen.

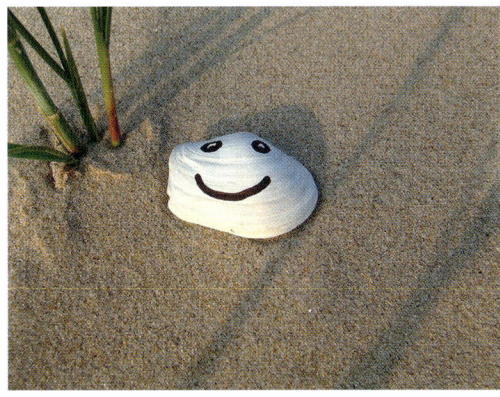

TIPP

Mit Zauberkräften gegen den Schmerz

Feen, Drachen, Zauberer und Hexen bevölkern die Fantasiewelten von Kleinkindern bis ins Grundschulalter. Alles Unerklärbare, Fantastische und Zauberhafte zieht sie in ihren Bann. Da kommt ein Zauberhandschuh, der vor Schmerz bei Injektionen und Infusionen schützen kann, gerade recht.

Und so funktioniert es: Vor der Injektion wird dem Kind ganz langsam ein Handschuh angezogen, der seinen Arm beschützt. Dies wird ihm während des Überziehens, bei dem durchaus auch Druck angewandt werden sollte, immer wieder gesagt. Mit einer Bleistiftspitze

wird dann die Schmerzempfindlichkeit an beiden Armen geprüft und verglichen. Und tatsächlich: Der Zauberhandschuh lässt keinen Schmerz zu. Dann kann mit dem Eingriff begonnen werden. Ist die Prozedur vorbei, wird der Zauberhandschuh abgenommen und die Schmerzempfindlichkeit nochmals geprüft. Und siehe da: Beide Arme sind ohne Handschuh wieder gleichermaßen sensibel. Diese als Hypnoanalgesie bezeichnete Methode lässt sich bei Kleinkindern ab dem 3. Lebensjahr einsetzen und ist bei ihnen schneller wirksam als bei älteren Kindern.

erreichen, werden bei Kindern nacheinander sieben Muskelgruppen – Oberarm, Wade, Nacken etc. – aktiv angespannt und dann wieder gelockert. Der bewussten Anspannung folgt so eine Entspannung, die deutlich wahrgenommen wird. Für diese Methode sind keinerlei Vorkenntnisse erforderlich. Das Kind kann sie überall, sitzend oder liegend, praktizieren. Am besten ist der Effekt, wenn regelmäßig, möglichst täglich, geübt wird. Es kann sinnvoll sein, die Methode zunächst in einem Kurs zu erlernen. Kurse werden von Krankenkassen, aber auch von der Volkshochschule angeboten. Auch Ihr Hämophiliezentrum hat sicher einen Tipp für Sie.

Autogenes Training – mit Kapitän Nemo auf dem Meeresgrund

Speziell für das autogene Training bei Kindern wurde z. B. die Fantasiereise *Kapitän Nemo* entwickelt. Mithilfe dieser Entspannungsgeschichten, die Sie auch vorlesen können, tauchen die Kinder zusammen mit Kapitän Nemo im U-Boot Nautilus auf den Grund des Meeres. Auf einer der vielen Reisen wird beispielsweise die versunkene Stadt Atlantis besucht. Die Texte geben viele Anregungen zur Entspannung und zur Entwicklung eines wohltuenden Schwere- und Wärmegefühls. Kinder können »unterwegs« völlig abschalten, den Alltag vergessen und eine Verringerung des Schmerzes erleben. Diese Geschichten können die Entspannung während einer medizinischen Behandlung, z. B. einer Injektion, unterstützen.

Imagination: Vorstellungskraft von Kindern nutzen

Imagination (aus dem Lateinischen »imago«: Bild) ist die Fähigkeit, sich, abgewandt von der Außenwelt, Bilder und Geschichten vorzustellen oder sich daran zu erinnern und sie mit dem inneren Auge visuell wahrzunehmen. Einigen gelingt dies problemlos im Wachzustand. So lassen sich bei wachem Bewusstsein oder in einem tagtraumähnlicher Zustand (Trance) innere Bilder, ähnlich Traumbildern, entwickeln und verändern. Wie gut das funktioniert, ist von Mensch zu Mensch verschieden. Kinder finden im Allgemeinen leichter Zugang als Erwachsene, da sie mit einer hohen Vorstellungskraft und Fantasie ausgezeichnet sind. Diese hohe Suggestibilität, sprich die Aufnahmefähigkeit für neue Ideen, erlaubt es ihnen, den Weg zu einfachen Schutz- und Kraftbildern zu eröffnen und zur Schmerzwahrnehmung und -bewältigung zu nutzen. So kann das Kind in einem entspannten Zustand durchaus den Schalter für seinen Schmerz finden und ihn abschalten. Schmerz kann sich auch in eine Farbe verwandeln, die sich ändert: von brennendem, schmerzhaftem Rot zu kühlendem, schmerzfreiem Blau. Er kann sich in ein Tier oder eine Pflanze verwandeln und gebeten werden, zu verschwinden. Möglich ist es auch, den Schmerz durch den Körper »wandern« zu lassen: vom schmerzenden Knie in den Fuß, weiter in die kleine Zehe und dann … ab ins Parkett. Bei einer spannenden Traumreise in die Tiefen des Ozeans oder die unendliche Weite des Weltalls kann der Schmerz vollkommen ausgeblendet werden. Seit langem ist bekannt, dass solche Traumreisen nicht nur die Fantasie beflügeln und die Aufmerksamkeit vom Schmerz weglenken. Auch physiologische Prozesse im Körper werden günstig beeinflusst: Die Muskelspannung lässt nach, der Pulsschlag harmonisiert sich, der Blutdruck sinkt, die Stresshormone nehmen ab – kurzum: Angst und Schmerz gehen zurück.

Psychotherapeutische Hilfe nicht scheuen

Trotz der vielfältigen Möglichkeiten, dem Schmerz zu begegnen: Er kann für manche Kinder so gravierend werden, dass er die Lebensqualität massiv beeinträchtigt, schwerwiegende Ängste und Angstzustände auslöst, die Mitarbeit des Kindes bei der Behandlung beeinträchtigt oder unvertretbar hohe Mengen an Schmerzmitteln erfordert. In diesem Fall sollte professionelle psychotherapeutische Hilfe in Anspruch genommen werden. Dies gilt auch bei einer ausgeprägten Spritzenphobie, die die notwendige Injektion von Gerinnungsfaktor unmöglich macht.

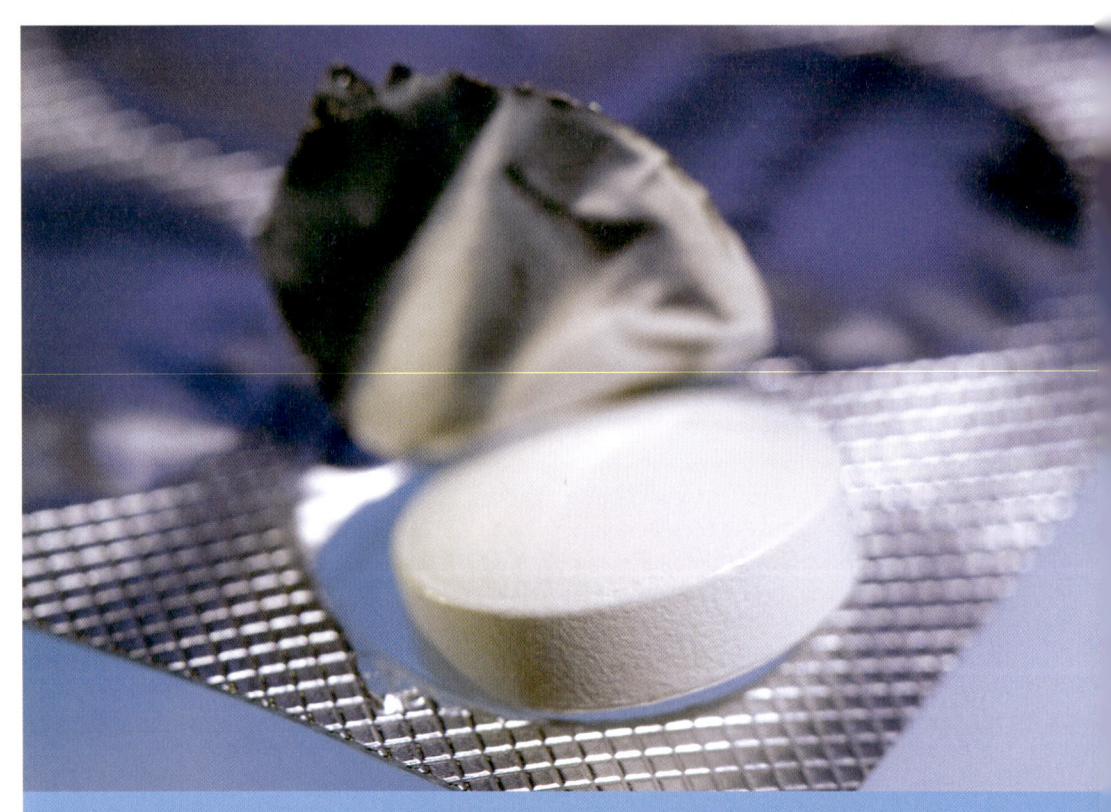

Vorsicht mit Schmerzmitteln

Zur Behandlung akuter und chronischer Schmerzen steht eine ganze Palette von Medikamenten zur Verfügung. Bei Kindern mit einer Blutgerinnungsstörung muss das Schmerzmittel allerdings besonders sorgfältig ausgewählt werden.

Schmerzmittel im Überblick

Für kaum ein anderes Symptom stehen so viele Medikamente zur Verfügung wie für den Schmerz. Viele Schmerzmittel sind rezeptfrei in der Apotheke erhältlich. Stark wirksame Analgetika wie Opioide muss der Arzt verordnen. Und: Viele Schmerzmittel wirken nicht nur gegen den Schmerz, sondern gleichzeitig auch entzündungshemmend, fiebersenkend oder krampflösend. Um sich einen besseren Überblick zu verschaffen, können Schmerzmittel in die weit verbreiteten Nicht-Opioide und in Opioide eingeteilt werden.

Nicht-Opioid-Analgetika

Die wichtigsten Nicht-Opioid-Schmerzmittel sind:

- **Acetylsalicylsäure (ASS)**
  ASS ist das am häufigsten eingesetzte Analgetikum. Es wirkt vor allem schmerzstillend und ist bei akuten leichten bis mittelstarken Schmerzen, wie Kopfschmerzen oder Zahnschmerzen, geeignet. Bei Kindern und Jugendlichen sollte allerdings generell auf ASS verzichtet werden.

- **Paracetamol und Metamizol (nichtsaure antipyretische Schmerzmittel)**
  Paracetamol und Metamizol wirken schmerzstillend und fiebersenkend. Paracetamol ist besonders gut geeignet zur Fiebersenkung sowie zur Behandlung leichter akuter Schmerzen. Es wird bei Kindern häufig eingesetzt und steht als Saft, Zäpfchen und Tabletten zur Verfügung. In großen Mengen eingenommen kann es zu einer Schädigung der Leber führen.

Metamizol wirkt stärker schmerzstillend und gleichzeitig krampflösend. Es ist im Gegensatz zu Paracetamol rezeptpflichtig.

- **Nicht-steroidale Antirheumatika (NSAR) (Ibuprofen, Naproxen, Diclofenac)**
  NSAR wirken schmerzlindernd und entzündungshemmend. Sie werden bei chronischen Schmerzen sowie bei entzündlichen und nicht-entzündlichen Erkrankungen des Bewegungsapparates eingesetzt, so z. B. auch bei Gelenkarthrosen. Ibuprofen wird zunehmend auch zur Fiebersenkung bei Kindern verwendet.

- **Hemmstoffe der Cyclooxygenase 2 (Etoricoxib, Celecoxib)**
  COX-2-Hemmer wirken ähnlich wie NSAR: schmerzlindernd und entzündungshemmend. Sie werden ebenfalls bei schmerzhaften Erkrankungen des Bewegungsapparates verwendet.

Opioid-Analgetika

Opioide sind die stärksten Waffen gegen Schmerzen, die uns zur Verfügung stehen. Sie können bei Bedarf, etwa bei sehr schweren Muskelblutungen oder starken Gelenkschmerzen, kurzfristig auch bei Kindern eingesetzt werden. Keine Angst: Es besteht keine Abhängigkeitsgefahr, wenn sie nicht längerfristig gegeben werden. Opioide werden meist auch in »Retardform« verabreicht. Das heißt: Das Medikament gibt den Wirkstoff nur sehr langsam frei, verursacht deshalb keinen »Kick« und macht auch nicht süchtig. Opioide können allerdings zu Verstopfung führen, die medikamentös behandelt werden muss.

Schmerzmittel und Blutgerinnung

Wenn Kinder mit einer Blutgerinnungsstörung ein Schmerzmittel benötigen, sei es aufgrund einer Blutung oder auch wegen eines Infekts, Kopfschmerzen oder Fieber, ist Vorsicht geboten. Denn viele Schmerzmittel greifen mehr oder weniger stark in den Prozess der Blutgerinnung ein und können Blutungen auslösen. Deshalb gilt: Fieber und/oder Schmerzen sollten bei einem Kind mit einer Hämophilie oder einem von-Willebrand-Syndrom zunächst ohne Medikamente behandelt werden. Wird aber ein fiebersenkendes oder schmerzstillendes Medikament benötigt, ist Paracetamol das Mittel der ersten Wahl. Für alle anderen Schmerzmittel sollte immer Rücksprache mit dem behandelnden Kinderarzt, besser noch mit dem Hämophiliezentrum gehalten werden. Wie Schmerzmittel, zum Beispiel ASS oder NSAR, in die Blutgerinnung eingreifen, ist inzwischen gut bekannt.

ASS und NSAR stören die Blutgerinnung

Acetylsalicylsäure (ASS) und nicht-steroidale Antirheumatika (NSAR) sind für Patienten mit Blutgerinnungsstörungen gefährlich, weil sie die thrombozytäre Gerinnung stören. Und zwar folgendermaßen: Um eine Wunde zu verschließen und die Blutung endgültig zu stoppen, muss ein Blutpfropf (Thrombus) gebildet werden. Damit das gelingt, setzen die Blutplättchen den Botenstoff Thromboxan frei. Er ist für die Blutgerinnung unbedingt erforderlich, denn er wirkt gefäßverengend und setzt die Thrombusbildung in Gang. Thromboxan wird in den Thrombozyten

> ## HINWEIS
>
> ### Der kleine Unterschied zwischen ASS und NSAR
>
> ASS ist als Schmerzmittel für Menschen mit Blutgerinnungsstörungen ein absolutes Tabu. NSAR können unter ärztlicher Kontrolle über einen gewissen Zeitraum eingesetzt werden. Der Grund ist ein kleiner, aber feiner Unterschied zwischen ASS und NSAR: Während ASS das Enzym Cyclooxygenase 1 (COX 1) völlig zerstört, wird dieses durch NSAR nur vorübergehend außer Kraft gesetzt. Lässt die Wirkung von NSAR nach, kann sich COX 1 wieder erholen und das für die Gerinnung notwendige Thromboxan bilden.

43

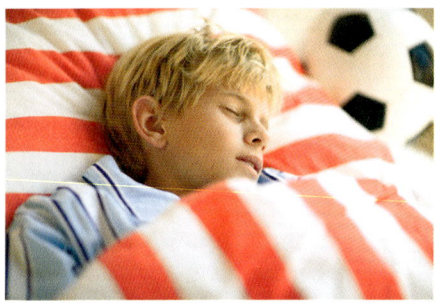

▲ Verschiedene Medikamente helfen bei Fieber und Schmerzen.

ASS nein! NSAR nach Rücksprache!

Acetylsalicylsäure (ASS) darf bei Kindern und auch bei Erwachsenen mit Blutgerinnungsstörungen nicht eingesetzt werden. Da ASS in vielen Medikamenten mit anderen Schmerzmitteln kombiniert wird, sollten Sie genau auf die angegebenen Inhaltsstoffe achten. Oder, besser noch, in Ihrer Apotheke nachfragen.

Nicht-steroidale Antirheumatika (NSAR) wie Ibuprofen und Diclofenac können Sie nach Rücksprache mit dem Hämophiliezentrum und unter ärztlicher Kontrolle zur Behandlung von Schmerzen und Entzündungen einsetzen. Eine Alternative sind Cyclooxygenase-2-Hemmer. Sie wirken ähnlich gut schmerzstillend, haben aber kaum Einfluss auf COX 1 und behindern deshalb auch die thrombozytäre Gerinnung nicht. Bei Kindern wurden mit ihnen aber erst wenige Erfahrungen gemacht.

aus Arachidonsäure gebildet. Notwendig ist dafür das Enzym Cyclooxygenase 1. Genau dieses Enzym aber wird von ASS und NSAR schachmatt gesetzt. Die Folge: Die Thrombozyten produzieren kein Thromboxan mehr, der Blutpfropf zum Verschluss der Wunde wird nicht mehr gebildet. Damit steigen die Blutungsneigung sowie das Ausmaß der Blutung. Für Patienten mit Hämophilie oder schwerem von-Willebrand-Syndrom verschärfen die Schmerzmittel deshalb das Blutungsrisiko.

Ideal bei Fieber und Schmerzen: Paracetamol

Paracetamol ist bei Kindern das Medikament der ersten Wahl bei Fieber und leichten bis mittelschweren Schmerzen. Auch für Kinder mit einer Blutgerinnungsstörung ist es geeignet. Allerdings sollte es nicht unkontrolliert in großen Mengen und über einen längeren Zeitraum gegeben werden, da es unter diesen Umständen die Leber schädigen kann.

Auch das stärker schmerzstillende Metamizol hat nur einen geringen Effekt auf die Gerinnung. Es eignet sich vor allem bei starken Schmerzen, die mit Krämpfen einhergehen.

Paracetamol und Metamizol wirken im Gegensatz zu NSAR kaum entzündungshemmend. Bei entzündlichen schmerz-

haften Prozessen, etwa einer Mittelohrentzündung oder auch einer Entzündung

der Gelenkinnenhaut, ist Ibuprofen besser
geeignet.

Opioide: gegen starke Schmerzen

Opioide beeinträchtigen die Blutgerinnung
nicht. Sie können deshalb bei Blutgerinnungsstörungen eingesetzt werden, ohne
dass die Blutungsneigung weiter verstärkt
wird. Auch bei Kindern können über be-

grenzte Zeit Opioide notwendig werden,
beispielsweise bei schweren schmerzhaften Muskelblutungen (siehe auch
Seite 27).

Schmerzmittel für Kinder mit Blutungsneigung.

Acetylsalicylsäure*	nicht geeignet als Schmerzmittel		nicht bzw. teilweise ver-schreibungspflichtig
NSAR	bei entzündungsbeding-ten Schmerzen	nur unter ärztlicher Kontrolle	teilweise verschrei-bungspflichtig – häufig abhängig von der Dosis
Ibuprofen	bei mittelstarken Schmerzen	gegen unterschied-liche Arten von Schmerzen, Fieber und entzündliche Erkrankungen	teilweise verschrei-bungspflichtig – häufig abhängig von der Dosis
Paracetamol	bei leichten bis mittel-starken Schmerzen	gegen Fieber	nicht verschreibungs-pflichtig
Metamizol	bei starken Schmerzen	gegen Krämpfe und Fieber	verschreibungspflichtig
Cyclooxygenase-2-Hemmer	bei starken Schmerzen	gegen entzündliche Erkrankungen	verschreibungspflichtig
Opioide	bei starken und sehr starken Schmerzen	gegen unterschied-liche Arten von Schmerzen	verschreibungspflichtig

* Sie ist nicht nur in Aspirin und den zahlreichen als ASS deklarierten Präparaten zu finden. Auch viele frei ver-
käufliche Kombinationspräparate, die als Schmerzmittel im Handel erhältlich sind, enthalten unter anderem ASS.

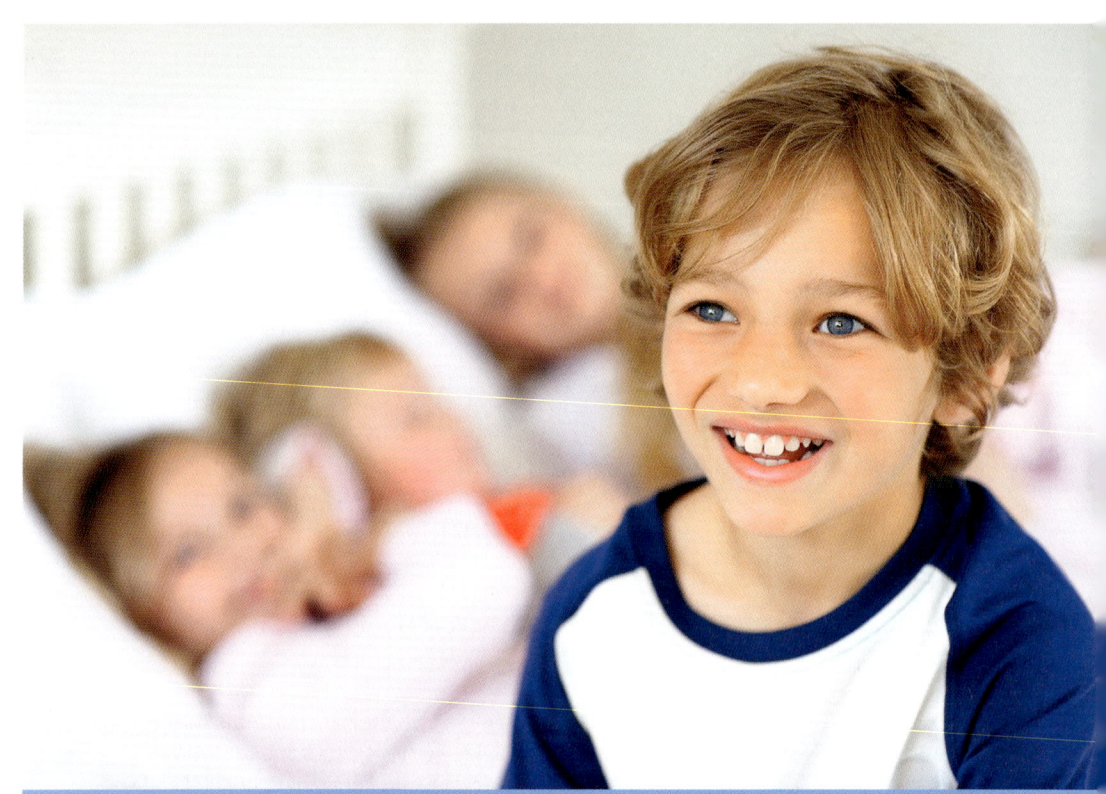

Behandlung häufiger Kinderkrankheiten

Auch Kinder, die an einer Blutgerinnungsstörung leiden, bleiben
nicht von Erkältungen, Magen-
Darm-Infekten sowie Unfällen und
Verstauchungen verschont. So
können Sie bei Fieber, Durchfall,
Zahn- und Kopfschmerzen helfen.

Fieber

Kinder haben häufig Fieber, vor allem, wenn sie noch klein sind. Meist besteht kein Grund zur Beunruhigung. Die erhöhte Körpertemperatur ist lediglich ein Indiz dafür, dass das Immunsystem arbeitet. Die körpereigenen Abwehrkräfte versuchen Krankheitserreger – Viren, Bakterien oder, seltener, auch Pilze – zu vernichten. Fieber zeigt also einen natürlichen Abwehrprozess an.

Da das Immunsystem von Kindern noch unreif ist, wenn sie zur Welt kommen, machen sie im Kleinkindalter häufiger Infektionen durch als ältere Kinder und Erwachsene. Sie leiden vor allem unter Atemwegs- oder Magen-Darm-Infekten. Aber mit jeder Infektion werden die Abwehrkräfte »trainiert«, sodass mit Beginn des Schulalters die Zahl der Infekte deutlich zurückgeht.

Vor Faktorsubstitution Fieber senken

Fieber bis 39 °C muss nicht unbedingt mit Medikamenten gesenkt werden, es sei denn das Kind fühlt sich ausgesprochen schlapp. Eine Faktorsubstitution sollte nur dann durchgeführt werden, wenn das Fieber unter 38,5 °C liegt. Bei höheren Temperaturen können Sie zunächst einen Versuch mit Wadenwickeln machen: Zwei Tücher werden mit lauwarmem (nicht eiskaltem!) Wasser getränkt und um die ausgestreckten Waden gewickelt. Darüber kommt ein trockenes Tuch. Nach 5 Minuten wird der Vorgang wiederholt, insgesamt 2–3-mal.

Gelingt es nicht, die Körpertemperatur so zu senken, oder akzeptiert das Kind Wadenwickel nicht, kann ein fiebersenkendes Arzneimittel eingesetzt werden. Paracetamol ist auch für Kinder mit einer Blutgerinnungsstörung geeignet. Es steht in kindgerechten Dosierungen als Saft, Zäpfchen oder, für ältere Kinder, auch als Tabletten zur Verfügung. Ist das Fieber mit einem entzündlichen Prozess verknüpft, etwa einer Hals- oder Mittelohrentzündung (siehe auch Seite 50, 56), ist Ibuprofen vorzuziehen. Es senkt nicht nur die Temperatur, sondern bekämpft auch wirksam die Entzündung. Geht das Fieber innerhalb

---

HINWEIS

Hohes Fieber? Erst ab 39,1 °C !

36,5 °C–37,4 °C: Normal-Temperatur
37,5 °C–38,0 °C: leicht erhöhte Temperatur
38,1 °C–38,5 °C: leichtes Fieber

38,6 °C–39,0 °C: mäßiges Fieber
39,1 °C–39,9 °C: hohes Fieber
40,0 °C–42,0 °C: sehr hohes Fieber

von 2–3 Tagen nicht zurück oder steigt es über 40 °C an, sollten Sie einen Kinderarzt aufsuchen. Gleiches gilt, wenn das Kind zusätzliche Beschwerden hat, etwa einen starken Husten, anhaltende Bauchschmer- zen oder Durchfall. Auch sollten Sie während der ersten Lebensjahre Ihres Kindes und bei Unsicherheit immer einen Arzt verständigen.

Zahnschmerzen: besser vorbeugen als behandeln

Zahnschmerzen sind bei Kindern eher eine Seltenheit – wenn die Zähne von Beginn an konsequent gepflegt werden. Mit dem Durchbruch des ersten Milchzahns (siehe Kasten unten) sollten alle Kinder, auch oder gerade Kinder mit Blutungsneigung, regelmäßig, sprich alle 6 Monate, dem Zahnarzt einen Besuch abstatten. Wichtig: Der Zahnarzt muss beim ersten Besuch über die Blutgerinnungsstörung des Kindes informiert werden. Das Kind lernt beim Zahnarzt auch, wie die Zähne richtig geputzt werden. Ob das zu Hause funkti- oniert, müssen die Eltern kontrollieren. Regelmäßiges Zähneputzen, morgens und abends, ist Pflicht. Die Zahnpasta sollte fluoridiert sein. Und: Wenn schon Süßigkeiten, dann direkt nach den Mahlzeiten bzw. vor dem Zähneputzen. Oder Sie greifen zu den vielen zuckerfreien Varianten, die inzwischen angeboten werden und mit einem »Zahnmännchen« gekennzeichnet sind.

Eine regelmäßige professionelle Zahnreinigung in der Zahnarztpraxis senkt die

---

TIPP

Wenn die ersten Zähnchen kommen

Bei manchen Babys sind die Zähnchen plötzlich da, bei anderen ist das Zahnen ein schmerzhafter Prozess, der Kind und Eltern einiges abverlangen kann. Was hilft, sind kalte Beißringe oder das Knabbern von Rohkost, beispielsweise Karotten. Auch Kamillenblütenextrakt, vorsichtig mit einem Wattestäbchen aufgetupft, lindert den Schmerz. Zudem gibt es in der Apotheke schmerzstillende Gels zum Auftragen, oder auch homöopathische Globuli (z. B. Chamomilla D6, *Osanit*), die unter die Zunge gelegt werden.

Ob ein Kind mit Blutungsneigung beim Zahnen blutet, hängt von der Art der Blutgerinnungsstörung ab. In der Regel kommt es bei kleinen Jungen mit Hämophilie selten zu Blutungen. Kinder mit einem schweren von-Willebrand-Syndrom oder einem Morbus Glanzmann bluten dagegen häufiger. Tranexamsäure oder auch ganz einfach Apfelmus stillt die Blutung.

Kariesgefahr zusätzlich. Sie muss allerdings aus eigener Tasche bezahlt werden. Und sie sollte, wie alle zahnmedizinischen Eingriffe, unter einer Substitutionsprophylaxe durchgeführt werden. Muss ein Zahn behandelt werden, weil er kariös ist, also ein »Loch« hat, oder muss er gar gezogen werden, sollte sich der Zahnarzt vor dem Eingriff mit dem Hämophiliezentrum in Verbindung setzen, um die Substitutionsprophylaxe und die Schmerzbehandlung zu besprechen. Eine Lokalanästhesie zur Betäubung der Schmerzen ist auch bei Kindern mit Blutungsneigung möglich. Keinesfalls sollte bei ihnen an Schmerzmitteln gespart werden. Treten plötzlich Zahnschmerzen auf, sollte das Kind schnellstmöglich zum Zahnarzt gebracht werden. Bis dahin kann Ibuprofen den Schmerz lindern.

Probleme mit der Zahnspange

Zahnfehlstellungen werden heutzutage viel häufiger reguliert als früher. Die Mehrzahl der Kinder benötigt deshalb mehr oder weniger lange eine Zahnspange. Bei Kindern mit Blutungsneigung muss auf einen besonders guten Sitz der Spange geachtet werden. Werden Zahnfleisch und Mundschleimhaut gereizt, kann es zu Blutungen kommen. Auftupfen oder Spülen mit Tranexamsäurelösung bringt die Blutung zum Stillstand.

▶ Eine Zahnspange muss in jedem Fall richtig angepasst werden.

Schwere Entzündungen der Mundschleimhaut: Substitution und Schmerzmittel

Schmerzhafte Entzündungen der Mundschleimhaut quälen kleine Kinder häufiger. Manche verweigern Essen und Trinken wegen der Schmerzen komplett. Häufig kommt es bei einer solchen Stomatitis (aus dem Griechischen »stoma«: Mund) auch zu Blutungen der Mundschleimhaut. Eine besonders schwere und schmerzhafte Form ist die Stomatitis aphthosa, auch »Mundfäule« genannt. Sie wird durch Herpes-Viren verursacht, tritt meist bei Kindern zwischen 10 Monaten und 3 Jahren auf und geht mit hohem Fieber und Schmerzen einher. Vor allem Gaumen, Zunge und Lippen sind entzündet und können bluten. Bei Kindern mit einer Blutgerinnungsstörung sollte, in Rücksprache mit dem Hämophiliezentrum, vermehrt Faktor substituiert werden. Auch hier eignet sich Tranexamsäure, um Blutungen der Mundschleimhaut zu behandeln. Gegen Schmerzen und Fieber helfen Paracetamol oder Ibuprofen.

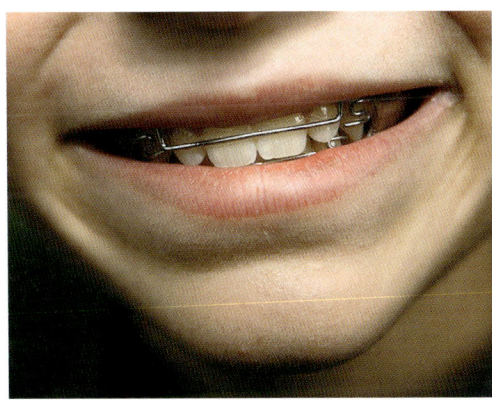

Kühle Getränke und weiche Speisen

Unterstützt werden kann die medikamentöse Therapie einer Stomatitis durch gekühlte Getränke, beispielsweise Kamillentee oder Wasser. Wenn sich das Kind weigert zu trinken, versuchen Sie es mit einem Strohhalm. Auch die Speisen, die dem Kind angeboten werden, sollten gekühlt, mild und weich sein. Eiscreme, Pudding und Joghurt bieten sich an, aber auch Gemüse- oder Milchbreie. Ungeeignet sind dagegen scharfe, heiße oder saure Nahrungsmittel wie Tomatensauce oder Obstsäfte. Verzichtet werden sollte auch auf Kekse, Zwieback oder Brötchen. Sie können am bereits wunden Zahnfleisch scheuern und Schmerzen und Blutungen auslösen.

Wenn der Hals weh tut

Halsschmerzen treten bei Kindern meist im Rahmen eines grippalen Infektes auf. Dann setzen sich Viren im Hals fest und lösen einen entzündlichen Prozess aus. Kann das Kind schon gurgeln? Dann helfen Salbeiextrakte, die entzündungshemmend und zusammenziehend (adstringierend) wirken. Auch Lutschbonbons (zuckerfrei!) lindern die Schmerzen, weil sie den Speichelfluss anregen. Bei stärkeren Halsschmerzen können bei älteren Kindern auch Lutschtabletten eingesetzt werden, die ein Lokalanästhetikum wie Lidocain enthalten.

Vorsicht, Mandelblutung!

Eine Entzündung der Gaumenmandeln kann aber auch von Bakterien verursacht werden. Hauptübeltäter sind Streptokokken, die bei manchen Kindern immer

---

HINWEIS

Antibiotika bei Blutungsneigung?

Sind bei Infektionen Bakterien im Spiel, sind Antibiotika wichtige, manchmal lebensrettende Medikamente. Bei Säuglingen und (Klein-)Kindern werden sie beispielsweise bei einer Streptokokken-Angina, einer Lungenentzündung oder einer Harnwegsinfektion eingesetzt. Aus der Vielzahl der Antibiotika wählt der Arzt das aus, das die Bakterien mit hoher Wahrscheinlichkeit abtötet. Nur selten schlägt der Versuch fehl und es muss zu einem anderen Antibiotikum gegriffen werden. Auch Kinder mit Blutungsneigung können unter einer Substitutionstherapie mit einem Antibiotikum behandelt werden. Der behandelnde Kinderarzt sollte aber vorher Rücksprache mit dem Hämophiliezentrum halten.

---

wieder zu einer Streptokokken-Angina führen können. Die Mandeln sind bei einer bakteriellen Infektion stark gerötet, die Lymphknoten geschwollen und »der Hals tut soooooooooooo weh«. Sprechen und Schlucken fällt schwer. Meist hat das Kind auch Fieber. Erbrechen und Bauchschmerzen können die Infektion begleiten. Bei Kindern mit einer Blutgerinnungsstörung besteht bei einer Entzündung der Man-

deln immer die Gefahr, dass die Mandeln zu bluten beginnen. Deshalb sollte nach Rücksprache mit dem Hämophiliezentrum die Faktorsubstitution entsprechend angepasst werden. Bei einer Streptokokken-Angina werden die Kinder meist mit einem Antibiotikum, in der Regel mit Penicillin oder einem Cephalosporin, behandelt. Auch das ist unter einer entsprechenden Substitution kein Problem.

Bei »Bauchschmerzen« nachhaken

»Mein Bauch tut weh!« Wenn Kleinkinder darüber klagen und mit ihrem Finger auf die Nabelregion zeigen, muss besonders genau nachgefragt werden. Denn in diesem Alter werden Schmerzen jeder Art und Lokalisation in den Bauch projiziert (siehe auch Seite 16). Der Schmerz

kann aber auch an ganz anderer Stelle sitzen, etwa im Hals. Oder das Kind will am nächsten Tag einfach nicht in den Kindergarten, aus welchen Gründen auch immer. Deshalb ist bei »Bauchweh« auch psychologisches Fingerspitzengefühl gefragt.

Durchfall? Keine Schonkost mehr!

Werden Bauchschmerzen aber von Durchfall begleitet, leidet das Kind wahrscheinlich unter einem akuten Magen-Darm-Infekt (Darmgrippe, Gastroenteritis). Er wird meist durch Viren, bei kleinen Kindern häufig durch Rotaviren, verursacht. Aber auch Bakterien, allen voran Escherichia coli oder Salmonellen, können im Darm ihr Unwesen treiben. Solche akuten Magen-Darm-Infekte heilen innerhalb von einigen Tagen aus. Wichtig ist, dass das Kind ausreichend mit Flüssigkeit und Mineralstoffen (Elektrolyten) versorgt wird. Deshalb

lautet die Devise: trinken, trinken, trinken. Empfehlenswert ist Tee oder Wasser. Nicht geeignet sind Obstsäfte, Cola oder Milch. Elektrolytlösungen, die es als Pulver oder Tabletten in verschiedenen Geschmacksrichtungen gibt, können die Behandlung vereinfachen. Längere Nahrungspausen oder auch eine Schonkost werden nicht mehr empfohlen. Schon nach wenigen Stunden sollte das Kind wieder Nahrung zu sich nehmen. Empfehlenswert sind Nudel-, Kartoffel- und Reisgerichte, Hafer- oder Grießbrei, Kartoffel- oder Möh-

HINWEIS

An den Blinddarm denken

Druckschmerz im rechten Unterbauch ist typisch für eine Blinddarmentzündung. Im Kindesalter sind die Symptome aber oft wenig charakteristisch. Auch Schmerzen rund um den Nabel können ein erster Hinweis sein, vor allem, wenn sie von Fieber und Erbrechen begleitet werden. Eine akute Blinddarmentzündung vor dem 2. Lebensjahr ist aber extrem selten.

Kindern, die jünger als 6 Monate sind, müssen bei einem Magen-Darm-Infekt sofort zum Kinderarzt. Das gilt auch bei älteren Kindern, wenn sich Zeichen der Austrocknung bemerkbar machen (schlaffe Haut, Kopfschmerzen, wenig Urinabgang, Bewusstseinsstörung), bei mehr als acht Stühlen oder mehr als viermaligem Erbrechen in den letzten 24 Stunden.

Mehr Faktor bei Magen-Darm-Infekt?

Bei Kindern mit einer Blutgerinnungsstörung kann es bei einem Magen-Darm-Infekt notwendig sein, nach Rücksprache mit dem Hämophiliezentrum, die Substitution entsprechend anzupassen.

rensuppe, oder auch Brot mit Aufstrich. Gestillte Säuglinge können zwischen dem Füttern der Elektrolytlösung (mit dem Löffel!) angelegt werden. Nicht gestillte Säuglinge erhalten ihre gewohnte Säuglingsnahrung in unverdünnter Form in kleineren und häufigeren Mahlzeiten.

Impfung gegen Rotaviren erwägen

In den ersten Lebensjahren werden schwere Magen-Darm-Infektionen häufig von

HINWEIS

Blut im Erbrochenen

Schulstress und unregelmäßige Ernährung kommen immer häufiger vor. Das bleibt für viele Kinder nicht ohne Folgen. Neben Kopfschmerzen klagen viele auch über Magenschmerzen. Treten Magenschmerzen immer wieder auf, sollte der Arzt herangezogen werden. Er kann abklären, ob sich im Magen ein Geschwür (Ulkus) gebildet hat. Dafür spricht beispielsweise das Erbrechen von

dunklem Blut. Magengeschwüre lassen sich mit Säurehemmern sehr wirksam behandeln. Helles Blut im Erbrochenen spricht eher dafür, dass es oberhalb des Magens blutet, also in der Speiseröhre oder im Rachenbereich. Wenn ihr Kind Blut erbricht, sollten Sie sich sofort mit dem Hämophiliezentrum in Verbindung setzen.

Rotaviren hervorgerufen. Schutz bietet eine Impfung, die in den ersten Lebenswochen durchgeführt wird, um die Infektion gerade in den kritischen ersten Lebensmonaten zu verhindern. Bei Risikopatienten, wie Kindern mit einer Blutungsneigung, kann die Impfung empfehlenswert sein. Besprechen Sie mit Ihrem Hämophiliezentrum, ob Sie Ihr Kind impfen lassen sollen.

Wenn »Pipi machen« schmerzt: auf Blut im Urin achten

Neben Atemwegs- und Magen-Darm-Infekten gehören Harnwegsinfekte zu den häufigsten Erkrankungen bei Kleinkindern, vor allem bei Mädchen. Sie sind bis zu 20-mal häufiger betroffen als Jungen. Der Grund: Bei ihnen liegen der Ausgang der Harnröhre und der After enger zusammen. Das Risiko, dass Krankheitserreger aus dem Darm in die Harnröhre gelangen, ist entsprechend größer.

Typisch für einen Harnwegsinfekt sind starke Schmerzen, wenn das Kind auf die Toilette geht. Und es muss sehr viel häufiger »Pipi machen«. Kleine Kinder beginnen manchmal wieder, sich einzunässen. Klagt das Kind auch über Bauchschmerzen, ist die Infektion möglicherweise bis zu den Nieren hochgestiegen. Eine Harnwegsinfektion wird mit einem Antibiotikum behandelt. Das Kind sollte außerdem viel trinken und zumindest anfangs Bettruhe halten. Kommt es zu einer Blasen- oder Nierenblutung, ist eine Rücksprache mit dem Hämophiliezentrum erforderlich, um die Substitution anzupassen.

»Aua Kopf«: Was tun bei Klagen über Kopfschmerzen?

»Aua Kopf« können schon die Kleinsten sagen. Und nicht immer haben sie sich dann den Kopf angestoßen. Schon kleine Kinder können unter Kopfschmerzen leiden. Mit dem Schuleintritt steigt die Zahl der jungen Kopfschmerzpatienten stetig an. Manche entwickeln bereits eine Migräne, besonders häufig dann, wenn auch ein Elternteil darunter zu leiden hat. Treten Kopfschmerzen nur selten auf, hilft es oft schon, wenn das Kind sich hinlegt oder aber an die frische Luft geht und sich bewegt. Eine gute Idee kann es auch sein, den Fernseh- oder Computerkonsum einzudämmen. Kommen Klagen über Kopfschmerzen häufiger, sollte man ihnen aber auf den Grund gehen. Die ständige Einnahme von Schmerzmitteln, wie etwa Paracetamol, führt hier nicht zum Ziel, sondern kann das Problem langfristig sogar verstärken. Denn häufiger Schmerzmittelkonsum kann durch die dauerhafte Einnahme zu Kopfschmerzen führen. Schmerzmittel sollten deshalb sehr zurückhaltend eingesetzt werden. Das gilt ganz besonders bei Kindern.

Sieht das Kind schlecht?

Bei Kopfschmerzen sollte immer überprüft werden, ob das Kind an einer Sehstörung leidet und eventuell eine Brille benötigt. Denn eine unkorrigierte Sehschwäche kann auf Dauer Kopfschmerzen auslösen. Auch schwerwiegende Ursachen, wie etwa ein Hirntumor, müssen ausgeschlossen werden. Oft ist Kopfschmerz bei Kindern die Reaktion auf Stress in der Schule, in der Familie oder mit den Freunden. Dann helfen Entspannungsübungen (siehe auch Seite 37). Auch TENS (siehe auch Seite 35) kann Linderung bringen. Halten die Kopfschmerzen an und lassen sie sich medizinisch nicht klären, sollte auch eine

▼ Kalte Kompressen und Ruhe helfen bei Migräneanfällen.

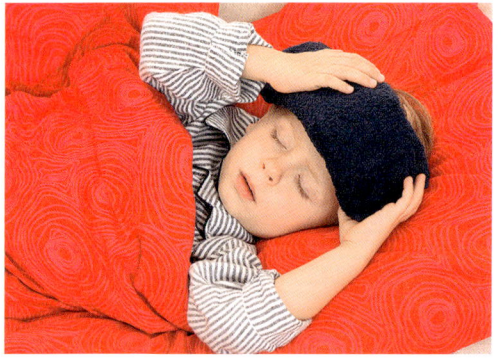

Psychotherapie in Erwägung gezogen werden.

Migräne erkennen

Noch belastender für Kinder sind Migräneanfälle. Sie lassen sich von Kopfschmerzen einfach unterscheiden. Typisch sind:
- pulsierende und einseitige Kopf-schmerzen,
- anfallsartiges Auftreten mit einer Dauer zwischen 4 und 48 Stunden,
- Überempfindlichkeit gegen Lärm und Licht,
- eventuell Erbrechen und Übelkeit.

Bei einem akuten Migräneanfall sollte sich das Kind in einen abgedunkelten, ruhigen Raum legen. Kalte Kompressen auf der Stirn lindern den Schmerz. Bei älteren Kindern kann auch Cola zum Trinken gegeben werden. Das darin enthaltene Koffein zieht die Blutgefäße zusammen und kann den Schmerz stillen. Als Schmerzmittel kann auch bei Kindern mit einer Blutgerinnungsstörung Ibuprofen eingesetzt werden. Für sehr starke Migräneattacken stehen für Kinder ab dem 12. Lebensjahr auch Triptane als Nasenspray zur Verfügung. Sie sind verschreibungspflichtig und sollten nur unter ärztlicher Kontrolle gegeben werden. Gegen Erbrechen können Dimenhydrinat und Domperidon helfen.

Treten Migräneattacken sehr häufig auf, kann mit Medikamenten vorgebeugt werden. Nicht-medikamentöse Maßnahmen sollten aber immer im Vordergrund stehen, nämlich:

- regelmäßiger Ausgleichssport,
- ausreichende Flüssigkeitszufuhr,
- Stressabbau,
- ausreichender und regelmäßiger Schlaf.

Kopfschmerztagebücher, die es schon für Kinder gibt, können helfen, die Auslöser der Migräne zu erkennen und sie zu vermeiden. Wie bei häufigen Kopfschmerzen kann auch bei einer Migräne eine psychotherapeutische Beratung sinnvoll sein.

Ohrenschmerzen

Kinder werden häufig von Ohrenschmerzen gequält. Oft sind es die Wasserratten, bei denen es durch den ständigen Kontakt mit dem kühlen, oft gechlorten Nass zu einer Entzündung des Gehörgangs kommt. »Taucherohr« oder »Schwimmerohr« wird die Entzündung des Gehörgangs deshalb auch genannt. Aber auch eine unsachgemäße und ohnehin überflüssige (siehe auch Kasten unten) Ohrreinigung kann zu schmerzhaften Verletzungen führen. Diese Ohrenschmerzen lassen sich mit schmerzstillenden und entzündungshemmenden Ohrentropfen behandeln. Sie nehmen die Entzündung und lindern den Schmerz.

Und so geht es:
- Das Kind sollte sich seitlich hinlegen, damit die Lösung gezielt in den Gehörgang geträufelt werden kann.
- Erwärmen Sie das Fläschchen mit den Ohrentropfen in der Hand.
- Träufeln Sie die empfohlene Tropfenzahl in den Gehörgang.

TIPP

Auf das Wattestäbchen verzichten!

Viele Eltern meinen, die Ohren ihrer Kinder regelmäßig mit einem Wattestäbchen reinigen zu müssen, um das Ohrenschmalz im Gehörgang zu entfernen. Falsch! Das Ohr verfügt über ein ausgeklügeltes Selbstreinigungssystem: Es transportiert Verunreinigungen und abgestorbene Hautschüppchen mit dem Ohrenschmalz nach außen. Mit einem Wattestäbchen wird Ohrenschmalz wieder in den Gehörgang zurückgeschoben. Dabei besteht zusätzlich die Gefahr, dass sich ein Schmalzpfropf bildet, der den Gehörgang verschließt. Das Kind kann dann nicht mehr richtig hören. Bei Kindern mit Blutungsneigung kann eine intensive Ohrreinigung auch eine Blutung auslösen. Sie kann lokal mit Tranexamsäure behandelt werden. Besser ist es, nur die Ohrmuschel mit einem Waschlappen und lauwarmem Wasser zu reinigen. Sauberer müssen Ohren nicht sein!

- Verschließen Sie das Ohr mit Watte.
- Das Kind sollte noch einige Minuten liegen bleiben, damit die Tropfen nicht wieder herausfließen.

Bei Ohrenschmerzen mit Fieber zum Arzt

Sind die Ohrenschmerzen sehr stark oder hat das Kind zusätzlich Fieber, handelt es sich möglicherweise um eine Mittelohrentzündung, die vom Arzt abgeklärt werden sollte. Gerade Kleinkinder leiden häufig unter wiederkehrenden Mittelohrentzündungen. Ausgelöst wird sie durch Viren, seltener auch durch Bakterien. Nicht in jedem Fall ist eine antibiotische Behandlung notwendig. Entscheiden kann das aber nur der Arzt.

Was tun während der Menstruation?

Die Menstruation setzt bei den meisten Mädchen zwischen dem 12. und 14. Lebensjahr ein. Bei Mädchen mit Blutungsneigung geht sie häufig mit verlängerten und verstärkten Blutungen einher. Außergewöhnlich starke Blutungen bei der ersten Menstruation sind manchmal sogar der erste Hinweis auf eine Blutungsneigung. Bei Mädchen mit einem von-Willebrand-Syndrom kann die Blutung durchaus länger als 6 Tage dauern, ein Tampon- und Einlagenwechsel 4-mal täglich und während der Nacht notwendig sein. Begleitet werden die Blutungen oft von starken Schmerzen im Unterleib. Der massive Blutverlust kann zu einer Anämie (Blutarmut) und Eisenmangel führen. Ständige Müdigkeit und Abgeschlagenheit belasten die Mädchen dann zusätzlich.

Um die Stärke der Blutungen zu senken, können Tranexamsäure oder auch ein Desmopressin-Nasenspray eingesetzt werden. Ab dem 14. Lebensjahr kann die Einnahme der »Pille« hilfreich sein, was mit dem Frauenarzt besprochen werden muss.

HINWEIS

Mit dem Mädchen rechtzeitig sprechen!

Jedes Mädchen sollte rechtzeitig vor der ersten Menstruationsblutung umfassend darüber aufgeklärt sein, was in ihrem Körper vor sich geht. Und dass die regelmäßige monatliche Blutung ein ganz normaler Vorgang ist. Das gilt bei Mädchen mit einer Blutgerinnungsstörung in besonderem Maße. Es muss darauf vorbereitet sein, dass es gleich beim »ersten Mal« zu einer sehr starken Blutung kommen kann und es sollte wissen, was dann getan werden muss. Ohne Vorwarnung kann die erste Menstruation zu einer traumatischen Erfahrung werden.

Sie kann die Dauer und die Schwere der Menstruationsblutungen erheblich senken.

Gegen die Schmerzen helfen oftmals schon eine Wärmflasche und Ruhe. Als Schmerzmittel können Ibuprofen oder Etoricoxib eingesetzt werden. Günstig kann auch Metamizol sein, da es auch krampflösend wirkt. Oft genügen sogar Medikamente, die nur eine krampflösende Wirkung besitzen, wie Butylscopolamin oder hochdosiertes Magnesium. Denn mit den Krämp

fen gehen auch die Schmerzen zurück. Die richtige Strategie sollte mit dem Hämophiliezentrum abgesprochen werden.

Wegen des hohen Blutverlustes ist auch auf eine ausreichende Eisenzufuhr zu achten. Ungünstig ist eine vegetarische Ernährung, da Eisen aus tierischen Produkten wie Fleisch und Wurst deutlich besser aufgenommen wird als aus pflanzlichen Nahrungsmitteln.

Verletzungen, Verstauchungen

Beim Volleyball spielen umgeknickt, von der Schaukel gefallen, im Schwimmbad auf dem nassen Boden ausgerutscht: Es gibt 1001 Möglichkeit, wie sich kleine und größere Kinder verletzen können. Die Folge: blaue Flecken, aufgeschlagene Knie, Zer

rungen oder Verstauchungen. Bei einem Kind mit Blutungsneigung muss zunächst immer abgeklärt werden, ob es durch die Verletzung zu einem schweren Hämatom, einer Gelenk- oder einer Muskelblutung gekommen ist (siehe auch Kasten unten).

TIPP

Warnsignale für Gelenk- und Muskelblutung

Bei jeder Verletzung muss bei Kindern mit Blutungsneigung geprüft werden, ob es zu einer Gelenk- oder Muskelblutung gekommen ist. Das gilt ganz besonders für Gelenke, die bereits geblutet haben. Typische Kennzeichen der Gelenkblutung sind:

- Schmerzen und Kribbeln im Gelenk,
- Gelenkschwellung,
- Gelenkerwärmung,
- Bewegungseinschränkung des Gelenkes,

- Schonhaltung des Armes oder Beines.

Typische Kennzeichen der Muskelblutung sind:

- Schmerzen im Muskel, vor allem in Waden, Oberschenkel und Lende (Psoas, diese Schmerzen werden im Unterbauch wahrgenommen), Gesäß sowie Unterarm,
- Bewegungsunfähigkeit oder deutliche Bewegungseinschränkung des Muskels.

Dann muss sofort Faktor substituiert werden.

Für eine Gelenk- oder Muskelblutung ist Substitution notwendig. Mit oder ohne Gelenk- oder Muskelblutung helfen in jedem Fall Trost, Gummibärchen und folgende Maßnahmen:
- Ruhigstellung von Gelenk oder Muskel,
- Anwendung von Kälte (Eisbeutel, kalte Kompressen, Kältespray),
- Salbe mit entzündungshemmenden Pflanzenextrakten wie Beinwell, Kamille oder Arnica,

- Homöopathische Therapie mit Arnica D6 Globuli.

Bei starken Gelenkschmerzen oder Verdrehung der Extremitäten sollte abgeklärt werden, ob es sich um einen Knochenbruch handelt.

Schnitt- und Schürfwunden können wie bei anderen Kindern auch behandelt werden: Wundsäuberung und ein buntes Pflaster helfen.

Piercen und Tätowieren verboten

Piercings und Tatoos liegen bei Jugendlichen im Trend. Auch wenn es deshalb schwerfällt: Bei einer Blutgerinnungsstörung muss darauf verzichtet werden. Nicht nur um schwere Blutungen zu vermeiden, sondern auch um das Risiko einer Infektion zu minimieren.

Auf den Kopf gefallen

Sich hochziehen – und wieder hinfallen. Zwei Schritte gehen und sich wieder auf den Hosenboden setzen. Nur so lernen kleine Kinder laufen. Bei Kindern mit Blutungsneigung ist das nicht anders. Es ist unvermeidbar, dass Kinder sich dabei auch den Kopf anstoßen. Auch ältere Kinder können immer mal wieder auf den Kopf fallen, wenn sie von der Schaukel rutschen, der Baumast, auf dem sie gerade klettern, doch nicht hält oder das Fahrrad über die Bordsteinkante kippt. Dann muss geklärt werden, ob es zu einer Hirnblutung gekommen ist (siehe auch Seite 53) und, bei Verdacht, sofort Faktor substituiert werden. Bei kleinen Stößen kann allerdings meist Entwarnung gegeben werden. Anders, wenn das Kind auch äußerlich sichtbare Kopfverletzungen davonträgt und über Kopfschmerzen klagt. Besonders verdächtig sind Übelkeit, Seh-, Bewegungs- und Gedächtnisstörungen, untypische Müdigkeit und – auch kurzzeitige – Bewusstlosigkeit. Dann ist die Wahrscheinlichkeit einer Hirnblutung größer. In dieser Situation und immer, wenn Sie unsicher sind, sollten Sie das Hämophiliezentrum kontaktieren. Nach einem Sturz auf den Kopf sollte das Kind möglichst über 48 Stunden beobachtet werden, um eine Hirnblutung nicht zu übersehen. Um das Risiko einer Kopfverletzung so gering wie möglich zu halten, sollte das Kind beim Rad- oder Roller fahren immer einen Helm tragen.

Lebensgefahr bei schweren Unfällen

Bei schwereren Unfällen sollte untersucht werden, ob das Kind innere Blutungen davongetragen hat. Bei einem Unfall mit schweren äußeren Verletzungen besteht allein schon wegen des erhöhten Blutverlustes Lebensgefahr. Rettungssanitäter und Arzt müssen über die Erkrankung sofort beim Eintreffen am Unfallort informiert werden. Auch aus diesem Grund sollten Sie bzw. Ihr Kind den Notfallausweis immer bei sich tragen.

Konsequent impfen

Impfungen bieten den besten Schutz vor Infektionskrankheiten, die oft einen schweren, manchmal tödlichen Verlauf nehmen oder zu Komplikationen führen können. Säuglinge und Kinder, aber auch Erwachsene sollten deshalb geimpft werden, und zwar entsprechend den Empfehlungen der jeweiligen Impfkommissionen. Diese Impfempfehlungen werden jedes Jahr der aktuellen Situation und der Verfügbarkeit von Impfstoffen angepasst. Besonders bei chronisch kranken Kindern, zu denen auch Kinder mit einer Blutgerinnungsstörung gehören, sollten diese Hinweise befolgt werden. Viele der empfohlenen Impfungen werden als sogenannte Kombinationsimpfung gegeben. Das heißt: Ein »Pieks« bietet Schutz vor bis zu 6 Krankheiten. Zu den besonders wichtigen Impfungen im Säuglings- und Kindesalter gehören die Sechsfach-Impfung gegen Tetanus, Diphtherie, Keuch-

HINWEIS

Hirnblutung durch Keuchhusten

Bei Kindern, die an Keuchhusten erkranken, besteht durch das stakkatoartige, heftige und häufige Husten ein erhöhtes Risiko für eine Hirnblutung. Die Faktorsubstitution sollte deshalb in Absprache mit dem Hämophiliezentrum angepasst werden. Besser: Gehen Sie dieses Risiko gar nicht erst ein und lassen Sie Ihr Kind impfen.

husten, Kinderlähmung, Hepatitis B und den Haemophilus influenzae-Erreger vom Typ B. Geimpft werden sollte aber auch gegen Pneumokokken und Meningokokken, die schwere Infektionen und Hirnhautentzündungen auslösen können. Außerdem wird die Dreifachimpfung gegen Röteln, Masern und Mumps und die Impfung gegen Windpocken empfohlen. Der kleine Pieks ist gut zu überstehen und bedarf keiner Schmerzmedikation.

Den Kinderarzt informieren

Werden Kinder mit einer Blutgerinnungsstörung geimpft, muss der Kinderarzt einiges beachten: Der Impfstoff darf nicht in den Muskel, sondern muss unter die Haut gespritzt werden. Landet die Nadel im Muskel, können schwere Muskelblutungen ausgelöst werden. Die Wirksamkeit des Impfstoffs wird durch die Injektion unter die Haut nicht beeinträchtigt.

Die Impfung sollte nicht an dem Tag durchgeführt werden, an dem regulär Faktor substituiert wird, am besten einen Tag danach.

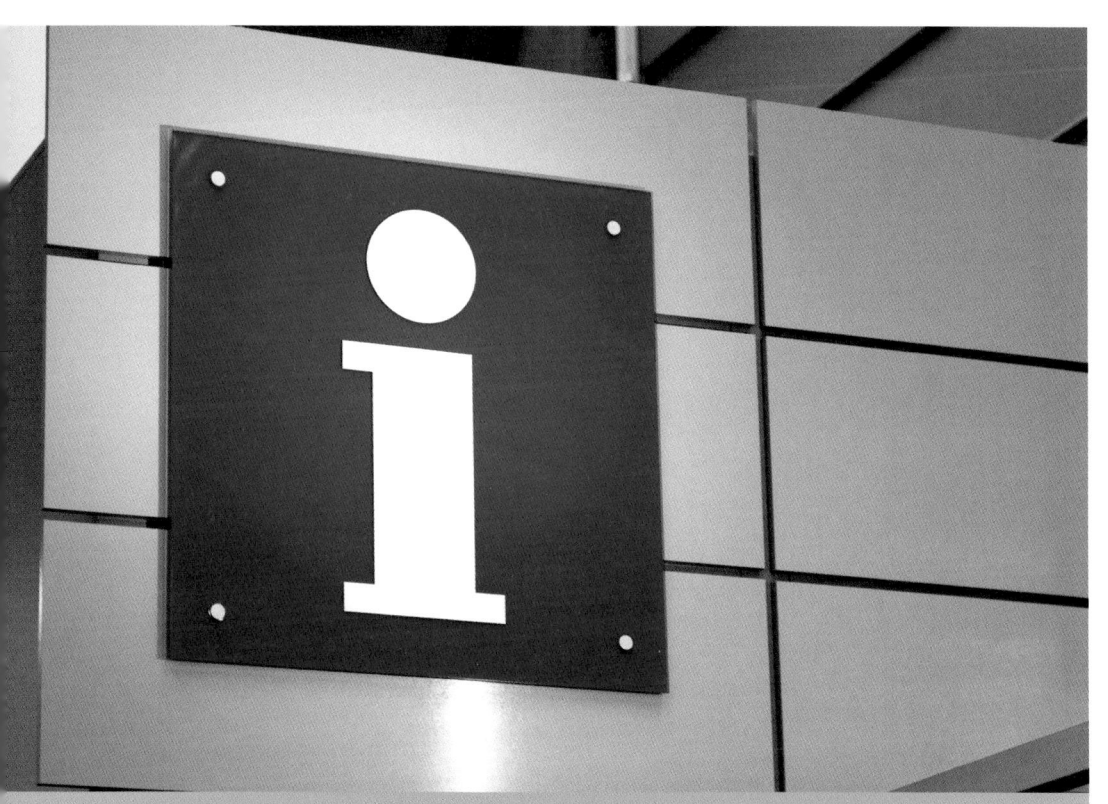

Serviceteil

Adressen

Bayer HealthCare,
www.faktorviii.de

Deutsche Hämophiliegesellschaft zur Be-
kämpfung von Blutungskrankheiten e.V.
(DHG), www.dhg.de

Interessengemeinschaft Hämophiler e.V.
(IGH), www.igh.info

World Federation of Hemophilia,
www.wfh.org

Österreichische Hämophiliegesellschaft,
www.bluter.at

Schweizerische Hämophiliegesellschaft,
www.shg.ch

Informationen für Betroffene und Fach-
kreise, www.haemophilie.org

Hämophilieportal, www.haemophilie-
portal.de

Deutsche Bluthilfe e.V., Verein zur Beratung bei angeborenen und erworbenen
Krankheiten der blutbildenden Organe
und bei transfusionsbedingten Infektionskrankheiten e.V., www.deutsche-bluthilfe.
de

Weitere Informationen finden Sie unter
www.info-von-willebrand.de

Literatur

Prof. Dr. Ulrike Petermann. Entspannungstechniken für Kinder und Jugendliche: Ein
Praxisbuch (Beltz, 2010)

Prof. Dr. Ulrike Petermann. Die Kapitän-
Nemo-Geschichten: Geschichten gegen
Angst und Stress (HERDER spektrum,
2009)

Glossar

Analgetikum. Schmerzmittel.

Arthrose. Degenerative Gelenkveränderung, Verschleißerscheinungen am Gelenk.

Blutgerinnungsfaktoren. Blutgerinnungsfaktoren sind Eiweißstoffe, die in der Leber gebildet, in das Blut abgegeben werden und dort kursieren. Tritt eine Blutung auf, wird die »Gerinnungskaskade« in Gang gesetzt, bei der ein Gerinnungsfaktor, ähnlich wie bei einem Dominostein, aktiviert wird. Ziel der Kettenreaktion ist die Bildung von Gewebekleber, der die Wunde verschließt. Insgesamt gibt es 13 Gerinnungsfaktoren, die mit den römischen Zahlen von I bis XIII bezeichnet werden.

Chromosom. Chromosomen sind Träger der Erbinformationen (siehe auch Gen). Jeder Mensch hat 46 Chromosomen, von denen jeweils die Hälfte von der Mutter, die andere Hälfte vom Vater stammt. 44 liegen paarweise vor (autologe Chromsomen), zusätzlich hat jeder Mensch zwei Geschlechtschromosomen. Frauen zwei X-Chromosomen, Männer ein X- und ein Y-Chromosom. Die Chromosomen befinden sich im Zellkern.

Cyclooxygenase. Enzym für die Bildung von Prostaglandinen wie Thromboxan aus Arachidonsäure.

DNS. DNS ist die Abkürzung für Desoxyribonukleinsäure. Die Erbinformation für einen Eiweißstoff liegt auf einem Chromosomenabschnitt verschlüsselt in Form der DNS vor.

Fibrin. Gewebekleber, der die mit einem Blutpfropf vorläufig gestillte Wunde endgültig verschließt. Es legt sich wie Fäden über den Blutpfropf und wird in unlösliches Fibrin umgewandelt. Damit ist die Wundheilung abgeschlossen.

Gen. Ein Gen ist ein Abschnitt auf einem Chromosom, das die Information für die Produktion eines bestimmten Eiweißstoffes enthält. Die Gesamtheit der Gene eines Organismus wird als Genom bezeichnet. Das menschliche Genom besteht aus 65 000 bis 80 000 Genen. Die Erbinformation ist als DNS-Sequenz niedergelegt.

Hämatom. Ein Hämatom ist eine Blutansammlung im Gewebe. Wird auch als Bluterguss oder »blauer Fleck« bezeichnet.

Hämaturie. Hämaturie ist das Auftreten von Blut im Urin. Ursache kann eine Blutung der Niere oder der ableitenden Harnwege sein.

Hepatitis. Leberentzündung.

Hypnoanalgesie. Schmerzlösung unter Hypnose.

Mutation. Jede Veränderung eines Gens, genauer gesagt der zugrunde liegenden DNS, wird als Mutation bezeichnet.

Opiod. Schmerzmittel mit morphinähnlicher Wirkung.

plasmatisch. Aus dem Plasma gewonnen (siehe auch Rekombinant).

Protein. Proteine sind Eiweißstoffe. Sie bestehen aus Aminosäuren, die miteinander verbunden sind. Auch Gerinnungsfaktoren sind solche Proteine. Die Reihenfolge der Aminosäuren und die Faltung bestimmt die Form und die Funktion des Moleküls. Eiweißstoffe mit nur wenigen Aminosäuren werden als Peptide bezeichnet.

Psoasmuskel. Skelettmuskel der unteren Extremitäten, genauer: die vordere Schicht der hinteren Hüftmuskulatur.

aPTT. Aktivierte partielle Thromboplastinzeit; Laborwert, der Auskunft über die Gerinnungszeit gibt.

Rekombinant. Rekombinant bedeutet gentechnisch hergestellt. Rekombinante Gerinnungsfaktoren werden gentechnisch hergestellt, während plasmatische Gerinnungsfaktoren aus Blutplasma von Spendern isoliert werden.

Substitution. Ersatz.

Substitutionstherapie. Bei der Substitutionstherapie wird der fehlende Gerinnungsfaktor ersetzt (substituiert), indem ein plasmatischer oder rekombinanter Gerinnungsfaktor gespritzt wird.

Thromboxan. Wird von den Thrombozyten gebildet und fördert deren Zusammenlagerung auf der Wunde (siehe auch Thrombozyten).

Thrombozyten. Gehören neben den roten und weißen Blutkörperchen zu den Blutzellen. Sie werden auch als Blutplättchen bezeichnet. Thrombozyten sind für die 2. Phase der Blutgerinnung verantwortlich. Sie bilden auf der Wunde einen Blutpfropf, den sogenannten Thrombus, der die Wunde vorläufig verschließt.

Thrombus. Blutpfropf.

Von-Willebrand-Syndrom. Das von-Willebrand-Syndrom ist eine angeborene Blutgerinnungsstörung, bei der ungenügende Mengen an (intaktem) von-Willebrand-Faktor zur Verfügung stehen. Je nach Art des Defekts werden 3 verschiedene Typen unterschieden. Das von-Willebrand-Syndrom hat eine hohe Variabilität. Sie reicht von einer sehr leicht erhöhten Blutungsneigung bis hin zu schweren Blutungen.

Von-Willebrand-Faktor. Der von-Willebrand-Faktor ist ein großes Eiweiß, das für die Blutgerinnung dringend notwendig ist. Er unterstützt bei der Blutstillung die Bildung des Blutpfropfes (primäre Hämostase) und er verhindert den Abbau von Gerinnungsfaktor VIII und sorgt so dafür, dass dieser bei einer Blutung in ausreichender Menge zur Verfügung steht (sekundäre Hämostase).

zerebral. Das Gehirn betreffend.

Register

Skalen
– Farbskala 19, 20
– KUSS 19
– Numerische Rating-Skala
  (NRS) 19, 20
– Smiley-Analogskala 19, 20,
  21
– Taktile Skala 19, 21
– Visuelle Analogskala (VAS)
  19, 20
Stomatitis. Siehe Mundschleim-
  hautentzündung (Stomatitis)
Streptokokken-Angina 50, 51

T
TENS 35, 54
Thrombasthenie Glanzmann
  11, 12
Thrombozytopenien 7, 9

U
Unfall 7, 59

V
Verhaltenstherapie 37
Verletzung 7, 57, 59
Verstauchung 57

von-Willebrand
– Faktor 10, 12
– Syndrom 7, 9, 10, 12, 27, 29,
  31, 33, 43, 44, 48, 56

W
Wadenwickel 47

Z
Zahn
– fehlstellungen 49
– schmerzen 41, 48, 49
– spange 49
Zahnen 48

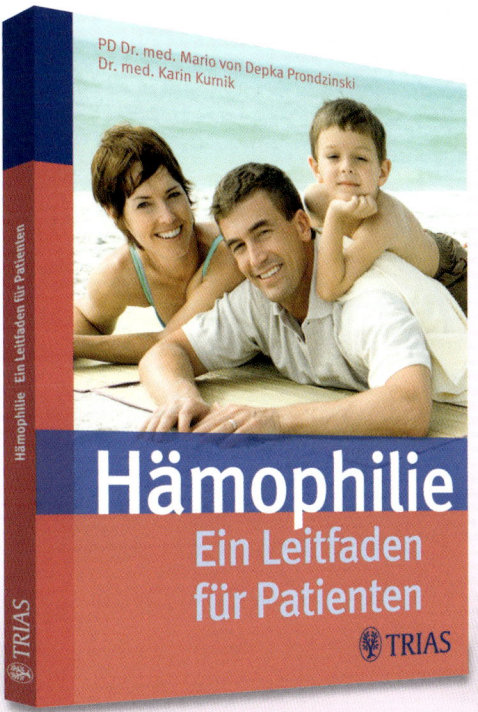
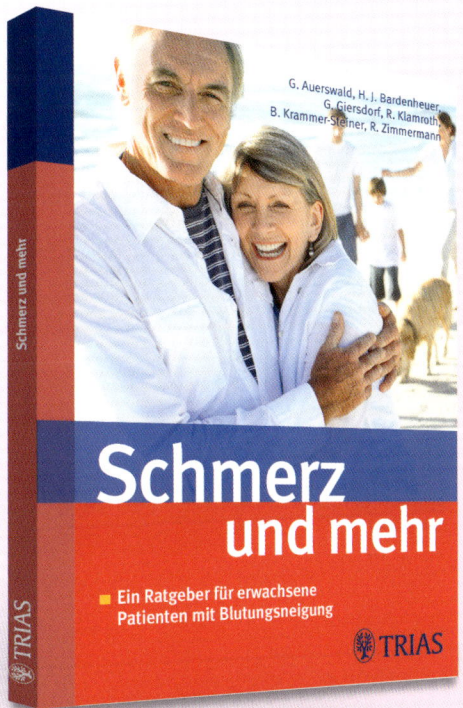
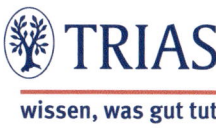

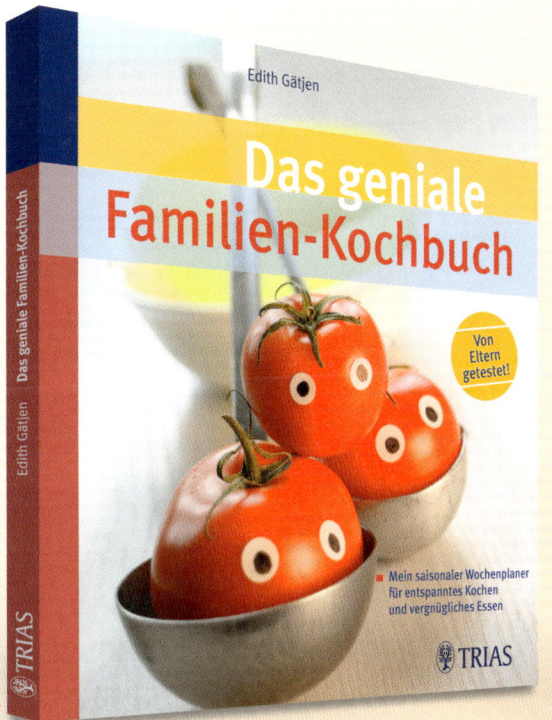
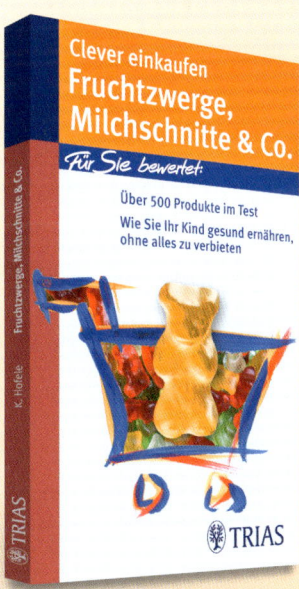
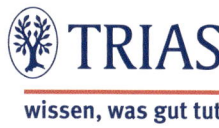

Programmplanung: Tibor Szabó

Redaktion: Dr. Beate Fessler
Projektmanagement: Kerstin Schmenger,
Jacqueline Schmidt

Umschlaggestaltung und Layout: CYCLUS Visuelle
Kommunikation, Stuttgart

Bildnachweis:
Umschlagfoto vorn: Stígur Karlsson/iStockphoto
Fotos im Innenteil: creative collection: S. 32, 44,
elisabetta figus/Fotolia: S. 16, euregiophoto/Fo-
tolia: S. 61, Fotofreundin/Fotolia: S. 25, jeremias
münch/Fotolia: S. 29, Köpenicker/Fotolia: S. 35,
LVDESIGN/Fotolia: S. 49, matka_Wariatka/Fotolia:
S. 54, MEV: S. 40, Olaf Mendes/Pitopia: S. 37,
Stígur Karlsson/iStockphoto: S. 3, 9, 13, 23, 46
Die abgebildeten Personen haben in keiner Weise
etwas mit der Krankheit zu tun.

Zeichnungen: Heike Hübner, Berlin

1. Auflage 2011

© 2011 TRIAS Verlag in MVS Medizinverlage
Stuttgart GmbH & Co. KG
Oswald-Hesse-Straße 50, 70469 Stuttgart

Printed in Germany

Satz: Fotosatz Buck, 84036 Kumhausen
gesetzt in: InDesign CS4
Druck: AZ Druck und Datentechnik GmbH, Kempten

Gedruckt auf chlorfrei gebleichtem Papier

ISBN 978-3-8304-3944-8   1 2 3 4 5 6

Bibliografische Information
der Deutschen Nationalbibliothek
Die Deutsche Nationalbibliothek verzeichnet diese
Publikation in der Deutschen Nationalbibliografie;
detaillierte bibliografische Daten sind im Internet
über http://dnb.d-nb.de abrufbar.

SERVICE

Liebe Leserin, lieber Leser,

hat Ihnen dieses Buch weitergeholfen? Für Anregungen, Kritik, aber auch für Lob sind
wir offen. So können wir in Zukunft noch besser auf Ihre Wünsche eingehen. Schreiben
Sie uns, denn Ihre Meinung zählt!

Ihr TRIAS Verlag
E-Mail Leserservice: heike.schmid@medizinverlage.de
Lektorat TRIAS Verlag, Postfach 30 05 04, 70445 Stuttgart, Fax: 0711-8931-748